María José Ortiz Sainz de Rozas

Eficacia de la terapia con oxígeno hiperbárico

María José Ortiz Sainz de Rozas

Eficacia de la terapia con oxígeno hiperbárico

en el tratamiento de rescate de la hipoacusia súbita idiopática

Editorial Académica Española

Cover image: www.ingimage.com

Publisher:
Editorial Académica Española
is a trademark of
Dodo Books Indian Ocean Ltd. and OmniScriptum S.R.L publishing group

120 High Road, East Finchley, London, N2 9ED, United Kingdom
Str. Armeneasca 28/1, office 1, Chisinau MD-2012, Republic of Moldova, Europe
Printed at: see last page
ISBN: 978-613-9-41175-7

DEDICATORIAS

A mi madre, hermanos y Guillermo por apoyarme y amarme incondicionalmente, por siempre creer en mí y no dejarme dar por vencida.

AGRADECIMIENTOS

A mis padres por darme todas las herramientas para poder lograr mis metas.

A mis maestros por todas sus enseñanzas y experiencias transmitidas.

A la UAS, Hospital Civil de Culiacán y CIDOCS por la oportunidad que me han dado de poder realizar mi especialidad.

A CONACYT por el apoyo otorgado durante mi residencia.

ÍNDICE GENERAL

Página

ÍNDICE DE FIGURAS

ÍNDICE DE CUADROS

I RESUMEN

Introducción: La hipoacusia súbita idiopática constituye una emergencia otorrinolaringológica frecuente, de etiología y patogénesis desconocida; para su tratamiento de rescate, los corticosteroides son los medicamentos más aceptados, sin embarjo, la terapia con oxígeno hiperbárico, tiene finalidad de contribuír a la entrega de presión positiva a la vasculatura del oído interno y oxígeno a los tejidos, se ha implementado como terapia adyuvante a la aplicación esteroidea intratimpánica o como terapia aislada de rescate.

Objetivo(s): Evaluar la eficacia y resultados auditivos de la terapia con oxígeno hiperbárico como tratamiento de rescate de la hipoacusia súbita idiopática. Determinar el grado de recuperación y mejoría auditiva.

Material y métodos: Estudio retrospectivo, de marzo 2021 a septiembre 2023. Se incluyeron pacientes con diagnóstico de hipoacusia súbita idiopática que recibieron como tratamiento de rescate terapias con oxígeno hiperbárico. Se analizaran aspectos demográficos de los pacientes, tiempo de evolución y PTA (promedio de tonos puros) al diagnóstico, pre y post cámara hiperbárica.

Resultados: Se recabaron 38 pacientes, de un rango de edad entre 26 a 75 años de edad (media de 51.4 años), 60.5% mujeres y 39% masculinos. El PTA pre cámara hiperbárica fue de 63.4 dB, y post cámara hiperbárica de 48.1 dB; con una ganancia auditiva global de 15 dB (p= 0.000). El 26.3% de los pacientes obtuvieron una recuperación completa, 36.8% con recuperación moderada; el restante 36.8%, pobre recuperación.

Conclusión. La terapia con oxígeno hiperbárico es una terapia que beneficia la audición en pacientes con hipoacusia súbita idiopática, sobre todo cuando se añade a otras terapias sistémicas transtimpánicas, con mayor beneficio durante las primeras 4 semanas del inicio del cuadro.

Palabras clave: hipoacusia súbita idiopática, cámara hiperbárica, tratamiento de rescate.

II ABSTRACT

Introduction: Sudden Sensorineural Hearing Loss (SSNHL) is a common otorhinolaryngological emergency, of unknown etiology and pathogenesis; For rescue treatment, corticosteroids are the most accepted medications, however, hyperbaric oxygen therapy, whose purpose is to contribute to the delivery of positive pressure to the vasculature of the inner ear and oxygen to the tissues, has been implemented as a therapy. adjuvant to intratympanic steroid application or as isolated rescue therapy.

Objective(s): To evaluate the efficacy and auditory outcomes of hyperbaric oxygen therapy as a rescue treatment for SSNHL. Determine the degree of hearing recovery and improvement.

Methods: Retrospective study, from March 2021 to September 2023. Patients with SSNHL who received hyperbaric oxygen therapies as rescue treatment were included. Demographic aspects of the patients, time of evolution and PTA (pure tone average) at diagnosis, pre and post hyperbaric chamber, will be analyzed.

Results: 38 patients were collected, ranging in age from 26 to 75 years old (mean 51.4 years), 60.5% women and 39% men. The PTA pre hyperbaric chamber was 63.4 dB, and post hyperbaric chamber 48.1 dB; with an overall hearing gain of 15 dB (p= 0.000). 26.3% patients had complete recovery, 36.8% with moderate recovery; the remaining 36.8%, poor recovery.

Conclusions: Hyperbaric oxygen therapy is a therapy that benefits hearing in patients with SSNHL, especially when added to other systemic or transtympanic therapies, with greatest benefit during the first 4 weeks after the onset of symptoms.

Key words: idiopathic sudden hearing loss, hyperbaric chamber, rescue treatment.

III MARCO TEÓRICO

Historia

La hipoacusia súbita idiopática es un cuadro otológico descrito por el paciente como aterrador y angustiante, que se desarrolla en el transcurso de setenta y dos horas, más común de la noche a la mañana al despertar, con una pérdida auditiva de más de 30 dB en por lo menos 3 frecuencias consecutivas en el registro audiológico.

Por su particularidad de ser súbito, requiere atención oportuna y se clasifica como una urgencia para el otorrinolaringólogo especializado.[1]

Epidemiología

A nivel mundial existe un aproximado de discapacidad auditiva que se reporta como unos 466 millones de personas, de los cuales 34 millones son pediátricos, últimos datos reportados por "World Health Organization".[2]

La hipoacusia súbita idiopática constituye una emergencia otológica frecuente. Forma parte de la consulta diaria del especialista en otorrinolaringología de 2-3%. Su incidencia aproximada es de entre 5-20 personas por cada 100,000 anualmente en los Estados Unidos, con un total de 66,000 casos cada año. La cifra de incidencia puede alcanzar hasta los 160 casos por 100,000 al año, reportados en Alemania.[3]

Tiene un pico de incidencia a los 60 años de edad, un rango de edad de los 50 a 60 años, con distribución igualitaria entre ambos sexos. Lo más frecuente es que se presente de manera unilateral, pero puede haber afección bilateral en el 1-5% de los pacientes.[4]

Se puede presentar como un proceso clínico aislado o en combinación a una enfermedad subyacente, en donde su comportamiento es identificado como una hipoacusia de origen desconocido y una como una SSNHL propiamente dicha[5].

Genera un potencial riesgo de accidentes en actividades de la vida diaria cotidiana como al cruzar calles o a la hora de desenvolverse en el ámbito social, al disminuir drásticamente un órgano sensorial, unilateral o bilateralmente, esencial para la percepción espacial y ubicación de la fuente de sonido, así como también incrementa la probabilidad de discapacidad a largo y corto plazo.[1]

El mareo se presenta en el 30-60% de los casos. Su presentación clínica junto con el vértigo (20-57%), suponen un peor pronóstico. El tinnitus es constante, se presenta con una incidencia del 70%. Puede persistir en aquellos con mejora espontánea o autolimitada o ser parte de la queja inicial del paciente en el servicio de urgencias o consulta externa, generando un nuevo problema de salud pública por su involucro psicológico y de calidad de vida del paciente, que inclusive puede ser catalogada a largo plazo como una comorbilidad. Por ello, la presentación clínica con cualquiera de estos tres síntomas provoca mayores impactos en la calidad de vida.[1,4]

Aunado a lo anterior, se producen mayores gastos a nivel sanitario e individual por parte de los pacientes al tener que brindar un seguimiento audiológico, técnicas de tratamiento a largo y corto plazo con efectividad incierta y descarte de patologías secundarias, especialmente neoplásicas con estudios auxiliares de imagen y laboratorio; brindar también una adecuada rehabilitación tras el periodo crucial de dos semanas tras inicio de los síntomas, como auxiliares o dispositivos auditivos implantables. A pesar de la carga sanitaria y de salud pública que conlleva, es también importante resaltar la posibilidad de recuperación espontánea en hasta un 45-65%, a manera de contraste, es posible una pobre recuperación con el tratamiento y diagnóstico oportuno que termine en dejar al paciente con hipoacusia permanente, tinnitus persistente y reducción evidente de su calidad de vida.[5]

Etiología

En su gran mayoría se desconoce causa específica y se cataloga como de origen idiopático, sin embargo, se han propuesto causas de carácter secundario que deben de ser evaluadas de primera instancia antes de ser abordado como un cuadro otológico de causa desconocida.

Sigue siendo una controversia tanto en el aspecto fisiopatológico como dentro del aspecto etiológico. Se le atribuye un 90% de origen idiopático, donde a lo largo de la historia se ha intentado dar una explicación objetiva al mecanismo subyacente. El 10% sobrante, se considera de causa secundaria.[6]

Dentro de las causas etiológicas de carácter secundarias a descartar entran a relucir las enfermedades infecciosas virales: rubéola, sarampión, parotiditis, virus del herpes simple, VIH, mononucleosis infecciosa por citomegalovirus o virus del Epstein Barr y sus enfermedades oportunistas asociadas. Patología infecciosa bacteriana como enfermedad de Lyme, sífilis, meningitis; Causas neoplásicas con afectación del ángulo pontocerebeloso o del conducto auditivo interno como: schwannoma vestibular, colesteatoma, granuloma de colesterol, meningiomas, entre otros; Causas traumáticas como tras haber sufrido un traumatismo craneoencefálico o haber generado una fístula perilinfática postinfecciosa.[7]

Es imprescindible realizar descarte también de enfermedades que puedan debutar con hipoacusia unilateral o bilateral súbitamente como en el caso de la enfermedad de Meniere, esclerosis múltiple, síndrome de Cogan, migraña, poliarteritis nodosa, arteritis de la arteria temporal o lupus eritematoso sistémico, tromboangeítis obliterante (enfermedad de Buerger), angiopatías desarrolladas en pacientes con diabetes mellitus, macroglobulinemias o anemia drepanocítica. Así como la toma de medicamentos con potencial daño otológico, incluso en anestesia espinal, donde se ha relacionado hasta en un 40%.[4, 7]

Fisiopatología e histología

Los mecanismos por los cuales se daña el oído interno y se genera hipoacusia súbita idiopática han sido propuestos a lo largo del tiempo, sin encontrar causa definitiva tras haber excluido etiologías secundarias y definir un cuadro puramente idiopático. Entre ellos, destacan los procesos inflamatorios tras infecciones virales de probable evolución subclínica y con invasión coclear, reactivación viral latente en el ganglio espiral coclear.[4, 7]

Los probables mecanismos autoinmunes tras una infección sistémica son: alteraciones en la hemodinamia y vasculatura del oído interno; hipercoagulabilidad documentada en pacientes que desarrollan hipoacusia súbita idiopática; o isquemia coclear, por la particularidad que tiene la circulación del oído interno de no poseer circulación colateral; así como disminución de la presión de oxígeno con una consecuente hipoxia.[4, 7, 8, 9]

La vasculatura coclear es especialmente susceptible a los cambios en el aporte sanguíneo, la irrigación está dada por la arteria laberíntica, sin aporte vascular colateral. Puede alterarse por vasoespasmo y cualquier otra causa que altere el riego sanguíneo, por la presencia oclusiva o parcialmente oclusiva del vaso por vasoespasmo, trombos o émbolos. Daños a este nivel se correlacionan con la evolución repentina característica de la hipoacusia súbita idiopática y la convierte en un mecanismo de lesión del oído interno importante, en el cual se ha basado el tratamiento a lo largo de la historia. Sin embargo, los factores de riesgo cardiovascular, hipercolesterolemias y diabetes mellitus siguen siendo una probable explicación fisiopatológica.[4, 7, 8, 9]

La evidencia histológica se ha documentado en huesos temporales de humanos y animales, con alteración de los vasos laberínticos y hemorragia intralaberíntica, con consecuente fibrosis y osificación coclear.[4]

La etiología infecciosa viral, ha sido controversia por la presencia de cuadros virales de vías respiratorias altas referenciados días previos al desarrollo del cuadro súbito de hipoacusia. Aunado a lo anterior, se ha podido documentar seroconversión para múltiples etiologías virales en pacientes que desarrollan hipoacusia súbita idiopática y en la histopatología de huesos temporales, lesiones coincidentes con etiologías virales: atrofia de la membrana tectoria y la estría vascularis, pérdida de células ciliadas y del componente nervioso coclear.[7]

Se ha propuesto como otro probable mecanismo fisiopatológico de la hipoacusia súbita idiopática, la ruptura de membranas intracocleares, desde aquellas que se encargan de hacer una separación anatómica entre el oído interno y el oído medio, o aquellas que estructuran parte interna de la cóclea y realizan separación entre endolinfa y perilinfa. Al romperse una de estas membranas o ambas, surge una mezcla de los líquidos intracocleares, disminución del potencial endococlear, y se desestructura la vía fisiológica y anatómica por la que viaja el sonido. Se ha propuesto la fuga de perilinfa hacia el oído medio a través de la ventana oval o a través de la ventana redonda para posteriormente provocar un estado fisiopatológico de hidrops endolinfático relativo, todo esto como parte de un proceso que lleva a un final clínico de hipoacusia neurosensorial referido por el paciente y documentado posteriormente por audiometría.[10]

Diagnóstico

Para iniciar con el abordaje oportuno, se requiere realizar una historia clínica completa, con el fin de descartar comorbilidades de riesgo autoinmune, crónico degenerativo, vascular, infeccioso, neurológico y la toma de medicamentos ototóxicos. Se debe de indagar en el curso clínico de la enfermedad y la evolución de la hipoacusia, descartar alguna otra sintomatología asociada de riesgo que indiquen la probable etiología de causa identificable u orgánica de la hipoacusia súbita idiopática: focalidad neurológica (diplopía, disartria, cefalea, ataxia, confusión, alteraciones del estado mental, debilidad facial o corporal focal), sintomatología vestibular bilateral, oscilopsia, nistagmus espontáneo o evocado por la mirada o de tipo "downbeat", signos de lagrimeo, dolor, enrojecimiento o fotofobia ocular, reciente trauma acústico, traumatismo craneoencefálico, barotrauma, pérdida auditiva fluctuante o hipoacusia bilateral súbita.[1, 7, 10]

La audiometría es la técnica base y obligada para diagnosticar hipoacusia súbita idiopática. Sobre todo para descartan una hipoacusia de tipo conductiva y la confirmación del patrón típico de tres frecuencias consecutivas y pérdida mayor de 30 dB de características neurosensoriales. Es un punto clave que define el manejo posterior del paciente y se requiere una prontitud que abarque un lapso de 14 días tras el inicio de la sintomatología.

Se toma de referencia una audición normal previa al inicio de la hipoacusia o bilateral simétrica. Usualmente, la hipoacusia se define comparando la audición entre ambos oídos. De acuerdo a la American National Standards Institute, las evaluaciones tanto de diagnóstico y seguimiento, deben tener una otoscopia inicial, obtener correcto enmascaramiento y umbrales auditivos a frecuencias de 250-8000 Hz, evaluación de frecuencias de la voz con un promedio de tonos puros asociado (PTA) y pruebas de reconocimiento de la voz (WSR) con cálculo del porcentaje de respuestas correctas para predecir probable asimetría poco evidente durante la audiometría en tonos puros.[1, 4, 7, 10]

Otras técnicas que completan el estudio integral de la hipoacusia súbita idiopática son las medidas de inmitancia acústica, con utilidad para descartar hipoacusia de tipo conductiva. Aunado a lo anterior, el reflejo acústico estapedial, otoemisiones acústicas (OAE), la funcionalidad y preservación de las células ciliadas externas se reservan en caso de no tener métodos adicionales disponibles para el diagnóstico y discriminan entre una hipoacusia de origen sensorial o neural, sin embargo, siguen siendo estudios adicionales que carecen de especificidad cuando son realizados individualmente, requieren asociación y confirmación audiométrica.[11]

Con la finalidad de descartar etiologías antes de catalogar al cuadro clínico como de causa idiopática, etiología más frecuente de hipoacusia súbita idiopática, se hace uso de estudios de laboratorio auxiliares como: biometría hemática completa, para descartar policitemia, trombosis, leucemia o anemia; velocidad de sedimentación globular, 68 kD test y/o anticuerpos antinucleares (ANA), para patología autoinmune; FTA-ABS, VDRL, ELISA para VIH, para patologías infecciosas por retrovirus o Treponema Pallidum; tiempo de protrombina y tiempo de tromboplastina parcial activada con INR, para antecedentes de coagulopatías; pruebas de función tiroidea, para descartar hipotiroidismo, como otra posible causa.[1]

Es imprescindible hacer uso de la resonancia magnética de cráneo con gadolinio para evaluar estructuras del canal auditivo interno, oído interno, tallo encefálico y ángulo pontocerebeloso. Debe de realizarse en todos los pacientes que acudan al servicio de urgencias o consulta externa con un patrón de hipoacusia unilateral de reciente inicio, curso repentino, debido al alto riesgo de patología neoplásica retrococlear. La entidad más característica es el schwannoma vestibular, patología que puede ser tratada de manera oportuna al detectarse en estadios tempranos, por medio del Gold Standard para su diagnóstico que es la resonancia magnética con un protocolo de modalidades: CISS o FIESTA y T1 contrastada. Entre otras patologías neoplásicas, destaca por tener un curso clínico inicial similar a la hipoacusia súbita idiopática, en el 10.2%. Su prevalencia en los pacientes con hipoacusia súbita no es despreciable y va desde un 0.8% a un 3%. La resonancia también puede encontrar datos de esclerosis múltiple o inflamación coclear.[12]

El ABR, utilizado para abordaje diagnóstico de la patología retrococlear, es poco sensible; requiere confirmación por técnicas de imagen tras aportar un resultado coincidente con una patología retrococlear, prolongación de la onda V. Sus limitantes son que puede pasar por alto intracanaliculares (schwannoma vestibular) hasta en el 42%; su sensibilidad va ligada proporcionalmente a grado de pérdida auditiva y, en pacientes con pérdidas leves de la audición, existen mayores falsos negativos de la prueba. Asimismo, los resultados sugestivos de patología retrococlear aparecerán sólo cuando los tumores del ángulo pontocerebeloso sean mayores a 1 cm. Su aplicación se contraindica cuando la hipoacusia llega a ser mayor de 80 dB a los 4.000 Hz. Por lo tanto, si el resultado es normal no se descarta completamente la patología y se requiere seguimiento audiológico a los seis meses. Su uso se reserva para pacientes que no puedan someterse a la resonancia magnética.[13]

La tomografía computada de cráneo, sin embargo, es poco importante para el diagnóstico de hipoacusia súbita idiopática. Sus cortes habituales son de 0.5 mm, los cuales no son específicos de áreas anatómicas básicas destinadas a ser evaluadas detenidamente como es el canal auditivo interno y su uso cotidiano va dirigido, y esta justificado en casos donde exista una alta sospecha de accidente cerebrovasculares isquémico u hemorrágico, quienes se acompañen de una presentación clínica de focalidad neurológica, refieran previo traumatismo craneoencefálico, claustrofobia, sospecha de lesión inmersa en el hueso temporal o enfermedad colesteatomatosa.[1, 7]

De acuerdo a la American College of Radiology (ACR) para hipoacusia súbita idiopática, el uso de tomografía se evalúa en el número “3”, por su nivel de evidencia en sí se trata de un estudio de imagen apropiado para el diagnóstico, dicho nivel expresa que la tomografía de cráneo es un estudio que es poco útil en el diagnóstico; tiene sus excepciones cuando los pacientes tienen especificaciones puntuales que ameriten su uso. En cambio, se somete a un riesgo mayor que el beneficio obtenido como resultado final, como es los daños renales o anafilaxia asociada por la aplicación de medio de contraste intravenoso o la exposición a radiación.[14]

Tratamiento

Antiguamente, con base en las teorías fisiopatológicas: ruptura de membranas intracocleares, oclusión o patología vascular, infecciosa o por procesos autoinmunes, se tenía como uso alternativo y aún continúa siendo terapia opcional, los siguientes medicamentos: antivirales, vasodilatadores, trombolíticos y agentes vasoactivos. Estas son terapias opcionales que no han demostrado efectividad suficiente para ser utilizados de rutina y, en cambio, pueden asociar efectos adversos.

Actualmente, para su tratamiento, se encuentran disponibles los corticosteroides, medicamentos más aceptados y efectivos, su uso en la práctica clínica del diario como piedra angular tanto para el tratamiento inmediato, durante las primeras dos semanas de inicio de la sintomatología, así como tratamiento de rescate tras dos a seis semanas de inicio de los síntomas. Su vía de administración sistémica, vía oral o intravenosa o intratimpánica, con mecanismos de acción e indicaciones diferentes para los distintos tipos de pacientes, ya sea aislados o en combinación con otras terapias. El tratamiento siempre será individualizado para cada caso.[15]

Con la terapia esteroidea se ha reportado gran efectividad, un pequeño porcentaje puede no documentar mejora alguna, razón por la que podrían verse beneficiados con una terapia de rescate.

El tratamiento inicial con corticosteroides, es el manejo más indicado. Se recomienda iniciar dentro de las primeras dos semanas del inicio de la sintomatología. Su mecanismo de acción radica en que es posible detener la cascada de muerte celular, provocar una reversión o detener las vías apoptóticas en las células ciliadas cocleares lesionadas e inflamación asociada que conlleva a la fisiopatología de la hipoacusia súbita idiopática. De uso cotidiano la prednisolona, prednisona, dexametasona, metilprednisolona, ha sido discutido su uso vía intratimpánica o vía sistémica, donde se ha comparado en varios ensayos clínicos aleatorizados con evidencia de o tener una clara diferencia significativa en la efectividad de una u otra vía de administración, e inclusive se ha visto la misma recuperación auditiva, entre ambas. El estudio más grande comparativo de estas dos terapias como manejo inicial no identificó mejora sustancialmente diferente o comparativa de la audición al utilizar metilprednisolona intratimpánica a una concentración de 40 mg/ml o prednisona vía oral a dosis tope de 60 mg al día por 14 días. Con la terapia combinada, sistémica intratimpánica también ha sido efectiva al estudiarse ampliamente en múltiples revisiones, se ha determinado mejoras de 20 dB del PTA y del 30% de la discriminación de la voz[15]; sin embargo, sigue siendo un tema de discusión si esta recuperación durante el periodo de ventana crucial de dos semanas, es posible que también se trata de una "falsa mejora" por la posibilidad de recuperación espontánea.[15]

Como se ha podido explicar en párrafos anteriores, los beneficios en general de cualquier terapia, pero en este caso de la terapia corticoidea por ser la más aceptada, son mayores cuando se usan dentro de la ventana de 15 días posteriores al inicio del cuadro, así como la probable recuperación espontánea sin intervención médica de ningún tipo. La recuperación también puede darse tardíamente en un porcentaje más pequeño, muy similar a lo que sucede con la terapia corticoidea, la cual disminuye beneficios al usarse entre la cuarta y sexta semana.

El régimen recomendado de prednisona es a dosis de 1mg/kg/día con dosis máxima de 60 mg/día, un equivalente de metilprednisolona es de 48 mg y dexametasona de 10 mg. Un inicio de dosis máxima por cuatro días con dosis reducción cada dos días por los siguientes 10 días, o dosis máxima durante 7 a 10 días con dosis reducción por una semana o, una tercera opción es brindar la terapia por 4 semanas de dosis máxima con dosis reducción días posteriores.

Algunos efectos adversos a destacar son: el descontrol de la diabetes mellitus, susceptibilidad a infecciones, irritación gástrica, nerviosismo, osteoporosis, retención de fluidos, edema facial, aumento del apetito, debilidad muscular, insomnio, glaucoma, cataratas, visión borrosa y ganancia de peso. Los cuales suelen ocurrir con el uso prolongado, crónico. A pesar de ello, sigue siendo riesgoso su uso en: diabetes mellitus descontrolada, hipertensión, enfermedad ácido péptica, glaucoma, tuberculosis, con reacción psiquiátrica a los corticosteroides se sostiene la recomendación de la terapia, pero por vía intratimpánica, para evitar el peso de los daños a la calidad de vida y de discapacidad auditiva que puede generar la hipoacusia súbita idiopática a largo plazo.[16]

La vía de administración intratimpánica, se reserva para los pacientes descritos en el párrafo anterior. Al ser aplicado de esta manera, se es posible alcanzar grandes concentraciones a nivel perilinfático del medicamento y potenciar el uso local del medicamento. Disponibles para su uso metilprednisolona y dexametasona, a concentraciones de >30 mg/dl y 4-24 mg/dl respectivamente; se administra por un tiempo de 15-30 minutos en el oído afecto, con una frecuencia de una vez al día o una vez por semana. Los posibles efectos adversos son: dolor, infección, mareo con posible proceso vasovagal o episodio de síncope o perforación timpánica persistente.[17]

Otra forma de uso de los corticoesteroides es la terapia de salvamento, la cual se realiza tras documentar fallas en la recuperación de la audición tras haber administrado terapia inicial de cualquier tipo (HBOT, esteroides sistémicos o tópicos o simplemente la observación). Es preferible su uso vía intratimpánica. En general, no existe evidencia específica que indique en qué momento es recomendable iniciar el tratamiento o con qué frecuencia es conveniente su aplicación, se aplica individualizando cada paso, lo comúnmente usado es durante los 2 a 7 días posteriores al término de la terapia esteroidea sistémica, por medio de inyecciones intra timpánicas o miringotomía con tubos de timpanostomía. Algunas opciones son el uso de dexametasona a dosis de 4-5 mg/ml de 2-6 inyecciones en un lapso de dos semanas, tras 2-7 días de haber concluído tratamiento esteroideo sistémico o el uso de metilprednisolona 40 mg en un ml de bicarbonato de sodio inyecciones cada 3 días o diariamente hasta completar 4 dosis, en un lapso de 7 días de haber completado la terapia sistémica o sin un tiempo variable que el clínico considere apropiado.[18]

Por otro lado, la terapia con oxígeno hiperbárico (HBO) se comenzó a utilizar como opción de tratamiento de la hipoacusia súbita idiopática en 1970, previamente ya había sido probada en 1960 como tratamiento adyuvante en la hipoacusia súbita en regiones de Alemania y Francia. Fue aprobada para el tratamiento de esta entidad en octubre del 2011 por la "Underseas and Hyperbaric Medical Society" (UHMS).[19]

La principal razón para utilizarla en el tratamiento de la hipoacusia súbita idiopática, es tras haber tenido la sospecha fisiopatológica de hipoxia a nivel de los tejidos del oído interno. Sus beneficios son hemodinámicos al elevar la presión de oxígeno y su entrega hacia el tejido coclear, estructura sensible a la isquemia, inmunológicos y la reducción de edema e hipoxia tisular. Su uso terapéutico radica en brindar oxigenación a alta presión en el oído interno y restaurar la audición. La hipoacusia súbita idiopática lleva a un decremento en la presión de oxígeno perilinfática, al utilizar HBO, se han aumentado las presiones hasta un 450%.[20]

Funciona de la siguiente manera, expone al paciente a una presión a nivel del mar de 1.5 a 3 veces con oxígeno al 100%, dentro de una cámara hiperbárica especializada, a un rango de presión de 1.5-2 atmósferas absolutas hasta de 2.4-2.5 en la terapia de rescate, en un tiempo aproximado de una a dos horas por sesión.[21]

Se ha propuesto su uso como una terapia inicial dentro de los primeros catorce días de inicio de los síntomas o terapia de rescate, como terapia reciente e innovadora. Hasta el momento, no se ha hecho una asociación relevante entre la severidad de la hipoacusia y la respuesta a HBO, tampoco se han demostrado diferencias en el potencial de mejora, entre los pacientes tratados durante la primera semana de inicio de los síntomas o la segunda, sin embargo, si se comienza su uso más allá de las dos semanas hasta las cuatro semanas, el potencial de recuperación disminuye. [21]

Se ha comparado como terapia añadida a la medicación habitual esteroidea, frente a la terapia esteroidea aislada encontrando nula diferencia basada en los resultados de recuperación.

HBO fue recientemente aceptada como terapia de rescate, con posibilidades de su uso en una periodo de ventana de hasta un mes tras el inicio de los síntomas. La indicación es en aquellos que no han demostrado mejora en la audición, específicamente, una ganancia menor de 20 dB. Actualmente, por ser de uso nuevo y reciente en hipoacusia súbita idiopática, no existen lineamientos estandarizados ni protocolos en cuanto a dosis, frecuencia o lapso de inicio tras haber finalizado un ciclo previo de terapia inicial como, por ejemplo, un curso inicial de esteroides intratimpánicos o sistémicos, inclusive HBO o las posibles combinaciones entre ellas.[22]

Se ha utilizado con sesiones diarias a dosis de presión de oxígeno de 2.4 atmósferas absolutas durante 20 días o la administración de un total de 21 sesiones, una diaria en un periodo de tres semanas. Cada sesión ha tenido tiempos similares de duración, un aproximado de 120 minutos, en tres periodos cada 20 minutos más uno extra de descanso. Otra forma de uso, es por 10 a 20 días a dosis de 2.0-2.5 atmósferas absolutas con 90 minutos de duración de cada sesión.

El mayor beneficio se obtiene con una duración de la terapia de 1200 minutos, tiempo sumatorio actual recomendado a la hora de aplicar la terapia. Sin embargo, no existen especificaciones en los niveles de presión administrada, no se ha asociado a una recuperación auditiva superior a determinados niveles, por lo tanto, los rangos se deben mantener entre: 2.0-2.5 ATA.[23]

Se han documentado mejoras en la audición al utilizar HBO, sin embargo, los resultados de mejora definitiva tienen poca evidencia actualmente.

El máximo beneficio se obtiene cuando la hipoacusia es severa o profunda. Los resultados obtenidos, han demostrado que su uso combinado con esteroides brinda efectividad superior, en comparación del uso de cualquiera de estas dos terapias aisladas. En porcentaje, se puede expresar una mejora auditiva en un 84% al combinar terapia esteroidea intratimpánica y oxígeno hiperbárico, durante las primeras dos semanas.[24]

Los efectos adversos y riesgos que conlleva son sobre los cambios de presión, como a nivel pulmonar, senos paranasales o envenenamiento por oxígeno; claustrofobia o ansiedad relacionadas al enclaustramiento requerido para administrar el tratamiento; fallas para igualar las presiones del oído medio posterior a la terapia y disfunción de trompa de Eustaquio residual. Es un tratamiento costoso, por lo que el médico y el paciente deben de llegar a acuerdos conjuntos sobre el costo beneficio de la terapia.[25]

A manera comparativa y a modo de resumen, los esteroides intratimpánicos y la administración de HBO son dos medidas que actúan de diferente manera en el oído interno. Los esteroides intratimpánicos alcanzan el oído interno por medio de difusión a través de la ventana redonda y reducen la inflamación; mientras que HBO genera difusión a través de los vasos sanguíneos para incrementar oxígeno directamente en la zona que irriga las estructuras del oído interno. Ambas con capacidad para mejorar funcionalidad coclear.

La variable de temporalidad adquiere relevancia cuando se trata una hipoacusia súbita idiopática, por lo que sigue siendo parte de las urgencias del otorrinolaringólogo y el actuar debe ser oportuno. La terapia esteroidea disminuye sustancialmente su efectividad al ser utilizada entre 4-6 semanas de inicio de los síntomas; por otro lado HBO maneja un comportamiento similar, añadido a sus limitadas posibilidades de mejora cuando los pacientes no han sido tratados con cursos de esteroides durante las primeras dos semanas.[26-28]

Seguimiento

Como cualquier otra patología y, por ser un potencial riesgo de discapacidad del paciente e impacto a la calidad de vida, y por involucrar un órgano sensitivo que puede limitar a la larga la comunicación e interacción social de los pacientes, la vigilancia audiométrica debe ser realizada durante el tratamiento y dentro de los primeros seis meses post tratamiento.

Es imprescindible documentar la mejora, recuperación o falla al tratamiento en comparación a audiogramas iniciales pre tratamiento. La evaluación integral se compone de los umbrales audiométricos dentro del promedio de tonos puros (PTA) y la discriminación de la voz (WSR) y proceder a reconocer la recuperación de la hipoacusia.

A lo largo de la vigilancia de los pacientes, han existido diferentes significados para referirse a la "recuperación" de la audición. En el pasado, se prefería solo realizar una comparativa auditiva tanto con PTA como con WSR, contra el oído sano, que supondría tener una audición socialmente funcional. Actualmente, a pesar de que siguen existiendo varias opciones para darle el significado adecuado, persiste como criterio común, una mejoría del PTA de 10 a 30 dB o una mejora de la discriminación de la voz en el 10-20%. Furahashi ha propuesto medidas de evaluación que incluyen PTA en cuatro frecuencias: 500, 1000, 2000, 4000 Hz, la clasifica en tres posibilidades de mejoría: recuperación completa, PTA menor de 25 dB o idéntico al oído contralateral no afectado; recuperación parcial, mejora del PTA mayor de 30 dB: ligera recuperación, PTA con mejora entre 10-30 dB, y sin recuperación, PTA con mejoría menor de 10 dB.[29-30]

La audición residual, puede ser catalogada como: "Útil" o "no útil". Una audición útil es que el paciente podrá ser rehabilitado con amplificadores y mantiene un PTA con recuperación mayor de 10 dB o un WSR con recuperación mayor del 10%; mientras que una audición "no útil" limita al paciente su acceso a este tipo de terapia.

Rehabilitación

La audición en rangos útiles, puede verse beneficiada por el uso de amplificadores. Previo a su elección individualizada, es requerido realizar test que nos brindan un panorama general del impacto de hipoacusia súbita idiopática en la calidad de vida del paciente como: "Hearing handicap inventory for the Elderly", "Hearing handicap inventory for Adults" y "Tinnitus handicap inventory".[31]

El uso de audífonos de enrutamiento contralateral de la señal de uso unilateral o bilateral, dependiendo si existe o no daño auditivo bilateral. Dispositivo monoaurales e inclusive la posibilidad del uso del implante coclear si la hipoacusia es severa o profunda y si se acompaña con tinnitus.

El manejo rehabilitador va de la mano de los resultados obtenidos es los test mencionados en párrafos anteriores, el riesgo beneficio y el coste de la terapia a proporcionar; todos con la posibilidad de brindar mejoras auditivas, del tinnitus y de la calidad de vida.

Pronóstico

El pronóstico de mejora auditiva ya sea parcial o total, se ha visto vinculado a factores como la edad del paciente, la forma de presentación inicial, el grado de hipoacusia documentado y a la etiología evidente o indeterminada que subyace como parte del abordaje de la hipoacusia súbita idiopática.

Existe poca probabilidad de recuperación dentro de las primeras dos semanas de inicio de los síntomas en aquellos pacientes cuyo cuadro inicial se acompaña de sintomatología vestibular, con un patrón audiométrico plano o morfológicamente descrito como curva con patrón descendente, a niveles severos o profundos o resultados pobres en la logoaudiometría.[32-33]

Se considera como población especial en la evolución del padecimiento, a los pacientes de la tercera edad, a partir de los 60 años de edad, debido a la alta prevalencia de comorbilidades asociadas como: diabetes mellitus, hipertensión arterial sistémica, hiperlipidemia y presbiacusia; que interfieren con el protocolo inicial de tratamiento con corticoesteroides y, por ende, los coloca en un sector de riesgo para desarrollar presbiacusia, accidentes cerebrovasculares, enfermedad de Meniere en el 4-8% y, alteraciones en los niveles de glicemia en sangre y sus complicaciones asociadas.[34]

Aunado a lo anterior, tanto la diabetes mellitus como la hipertensión arterial, son entidades que alteran la microcirculación a nivel multiorgánico y, por ende, dentro del oído interno, lo cual brinda explicación de por qué son factores de mal pronóstico para la recuperación completa o significativa de los umbrales auditivos. Entre otros factores relacionados, cabe mencionar la recuperación de solo el 3.6% aproximadamente, cuando el cuadro inicial se presenta como una hipoacusia profunda.[35]

El tipo de hipoacusia, es otro factor implicado en la evolución del padecimiento. Antiguamente, en el año 1982, la hipoacusia neurosensorial en bajas frecuencias con preservación de las frecuencias altas, era catalogado como un subtipo de hipoacusia súbita idiopática. Actualmente, se integra como parte de la fisiopatología de la enfermedad de Meniere y se ha asociado con un mejor pronóstico a corto plazo tras el tratamiento oportuno.[36]

En conclusión, los factores de mal pronóstico son: la edad de presentación, mayores de 40-60 años de edad; el patrón audiométrico con el que se presenta de inicio la hipoacusia, desde una hipoacusia profunda hasta un patrón descendente o pobre logoaudiometría, y síntomas agregados, principalmente la presencia de vértigo. A su vez, es posible agregar otros factores como las comorbilidades subyacentes y la administración de un tratamiento oportuno que no conlleve mayor riesgo para el paciente por posibles efectos adversos. [7,10,35,36]

ANTECEDENTES CIENTÍFICOS

La "Unerseas and Hyperbaric Medical Sociey" (UHMS) aprobó el uso de terapia con oxígeno hiperbárico como tratamiento de la hipoacusia súbita idiopática el octubre del 2011; a pesar de que se comenzó a utilizar como opción de tratamiento desde 1970, aprobado previamente en 1960 como tratamiento adyuvante en Alemania y Francia.[19]

Para evaluar el beneficio de la terapia como tratamiento de rescate, Furahashi ha propuesto medidas de evaluación que incluyen PTA en cuatro frecuencias: 500, 1000, 2000, 4000 Hz, la clasifica en tres posibilidades de mejoría: recuperación completa, PTA menor de 25 dB o idéntico al oído contralateral no afectado; recuperación parcial, mejora del PTA mayor de 30 dB: ligera recuperación, PTA con mejora entre 10-30 dB, y sin recuperación, PTA con mejoría menor de 10 dB.[29-30]

Rhee et al en el 2018, realizó un ensayo clínico aleatorizado comparando el uso de terapia con oxígeno hiperbárico y terapia médica, con la el uso de terapia médica; analizó 16 estudios, un total de 2,401 pacientes con hipoacusia súbita idiopática, la ganancia absoluta fue mayor en el grupo a quien se le administró terapia combinada (terapia médica y HBO), con una duración total de la terapia HBO de al menos 1200 minutos.[22]

Por otro lado Capuano et al, en el 2015, realizaron una cohorte retrospectiva con 300 oídos enfermos divididos en tres grupos de acuerdo al tratamiento brindado: contribución con corticoesteroides intravenosos únicamente, terapia con oxígeno hiperbárico únicamente y un tercer grupo con ambas terapias combinadas; los resultados obtenido destacan mejores ganancia auditivas cuando la terapia se brindaba las primeras 2 semanas de iniciado la sintomatología, y una mayor recuperación completa 58% y un 84% de respuesta a las terapias combinadas.[24]

IV PLANTEAMIENTO DEL PROBLEMA

¿Cuál es la eficacia de la terapia con oxígeno hiperbárico como tratamiento de rescate en pacientes con diagnóstico de hipoacusia súbita idiopática?

V JUSTIFICACIÓN

La incidencia en Estados Unidos de hipoacusia súbita idiopática es de 5-20 por cada 100, 000 habitantes y un total de 66, 000 casos anualmente. La cifra exacta en la población mexicana sigue siendo desconocida. Es por ello que el presente estudio se enfocará en abordar en la investigación de dicha patología en México.

Este trabajo permitirá mostrar la eficacia de la terapia con oxígeno hiperbárico como tratamiento de rescate para el retorno de la audición; debido a que dicha enfermedad ocasiona seria morbilidad en el paciente que lo padece; conlleva discapacidad del individuo ante sus actividades de la vida diaria y compromete su calidad de vida, al impedir una adecuada interacción social y comunicación, problema que se extiende tanto a corto como a largo plazo. Con la finalidad de mejorar el pronóstico de recuperación auditiva y evadir toda posibilidad de daño crónico e incapacidad a largo plazo.

Es imprescindible la correcta identificación de dicha urgencia y su tratamiento oportuno dentro de los primeros días de inicio de los síntomas, sin embargo, cuando ya han transcurrido más de dos semanas, las posibilidades para recuperar la audición disminuyen y las opciones terapéuticas son limitadas. Una opción innovadora para el tratamiento de rescate es la terapia con oxígeno hiperbárico, la cuál ha demostrado obtener beneficios en el retorno absoluto de la audición de 5 a 12 dB[23], sin embargo, la dosificación y frecuencia continúa en proceso de estandarización. Es por este motivo, que la presente investigación se enfoca en la comparativa auditiva antes y después del tratamiento, y contribuirá en la evidencia de la eficacia de esta terapia.

Para realizar el estudio, el servicio de otorrinolaringología y cirugía de cabeza y cuello del Hospital Civil de Culiacán cuenta con las instalaciones para brindar la terapia con oxígeno hiperbárico, realización de estudios de audición y expedientes de los pacientes previamente tratados con oxígeno hiperbárico.

El estudio cumple formalmente con las políticas de investigación del Centro de Investigación y Docencia en Ciencias de la Salud y el Hospital Civil de Culiacán por lo cual cuenta con el aval para su realización.

VI HIPÓTESIS

Los pacientes con hipoacusia súbita idiopática sometidos a tratamiento de rescate con terapia de oxígeno hiperbárico obtendrán un grado de recuperación completo o moderado.

VII OBJETIVOS

7.1.Objetivo general

Establecer la eficacia de la terapia con oxígeno hiperbárico en pacientes confirmados con hipoacusia súbita idiopática.

7.2. Objetivos específicos.

7.2.1. Identificar el grado de recuperación de la audición en pacientes con hipoacusia súbita idiopática.

7.2.2. Evaluar la presencia de mejoría auditiva en pacientes con hipoacusia súbita idiopática.

7.2.3. Evaluar el grado de hipoacusia en pacientes con hipoacusia súbita idiopática.

7.2.4. Identificar la lateralidad del oído afectado.

7.2.5. Cuantificar el tiempo de evolución de la hipoacusia súbita idiopática.

7.2.6. Evaluar la presencia de efectos adversos de la terapia con oxígeno hiperbárico.

VIII MATERIALES Y MÉTODOS

8.1. Diseño del estudio

Taxonomía: observacional, descriptivo, retrospectivo.

Tipo de estudio: Cohorte.

8.2. Universo del estudio: son los expedientes clínicos de pacientes que acudieron a consulta en el servicio otorrinolaringología y Cirugía de Cabeza y Cuello diagnosticados con hipoacusia súbita idiopática.

8.3. Lugar de realización: Hospital Civil de Culiacán.

8.4. Periodo de realización: Marzo 2020 a julio 2023.

8.5. Criterios de inclusión:

Edad igual o mayor a 18 años.

Ambos sexos.

Con diagnóstico de hipoacusia súbita idiopática confirmada.

Con evolución del cuadro clínico de por lo menos dos semanas, a pesar de haber recibido tratamiento inicial o ninguno en absoluto.

8.6. Criterios de exclusión

Pacientes con diagnóstico de hipoacusia neurosensorial con causa identificable.

Pacientes con signos clínicos de afección neurológica.

Pacientes con enfermedad concomitante como: disfunción de trompa de Eustaquio, traumatismo craneoencefálico, enfermedad de Ménière, laberintitis, migraña, neuronitis vestibular, otitis media serosa.

Pacientes con cirugía previa en oído.

Incapacidad de realizar las terapias con oxígeno hiperbárico.

8.7. Criterios de eliminación

Abandono de la terapia con oxígeno hiperbárico, que no hayan cumplido con 10 sesiones.

Falta de seguimiento audiométrico, por cualquier circunstancia, previo y posterior a completar 10 sesiones de oxígeno hiperbárico.

Eventualidad concomitante durante las terapias: síndrome vertiginoso, otitis media serosa o perforación timpánica.

8.8. Análisis estadístico:

Para las variables continuas se utilizaron medidas estadísticas descriptivas: tendencia central y de dispersión de datos. En el caso de variables categóricas, se hará uso de porcentajes y frecuencias. Las variables continuas se compararán con t de student y las categóricas con chi cuadrada. $P \leq 0.05$ se considerará como estadísticamente significativa.

8.9. Calculo del tamaño de muestra: N=93 para un intervalo de confianza de 95%. Fórmula para una proporción.

Se tomó una muestra por conveniencia. Se incluirán todos los expedientes de los pacientes que cumplan con criterios de inclusión, en el periodo de marzo de 2020 a julio de 2023.

8.10. Descripción general del estudio

Captación de pacientes.

Se incluyó a los pacientes que acudieron al servicio de Otorrinolaringología y Cirugía de Cabeza y Cuello del Hospital Civil de Culiacán en quienes se diagnostique hipoacusia neurosensorial súbita por interrogatorio, exploración física y estudio completo de audición. Durante marzo 2020 a julio 2023.

Recolección de datos.

Se elaboraró hoja de recoleccion de datos de acuerdo a las variables obtenidas en la revisión de los expedientes clinicos.

Momento y frecuencia de las mediciones.

El instrumento principal para verificar objetivamente las variables de manera retrospectiva a los pacientes con hipoacusia súbita idiopática, se realizó con audiometría antes y después de las 10 terapias con oxígeno hiperbárico, datos que vamos a recabar del expediente clínico.

Reporte de datos.

Una vez recolectados los datos se exportaran de la hoja de Excel al paquete estadístico SPSS para su organización, codificación y análisis estadístico propuesto. Una vez concluido el análisis estadístico de los datos, se realizará la interpretación crítica de los resultados y posteriormente la construcción de la discusión y conclusiones del estudio.

Flujograma.

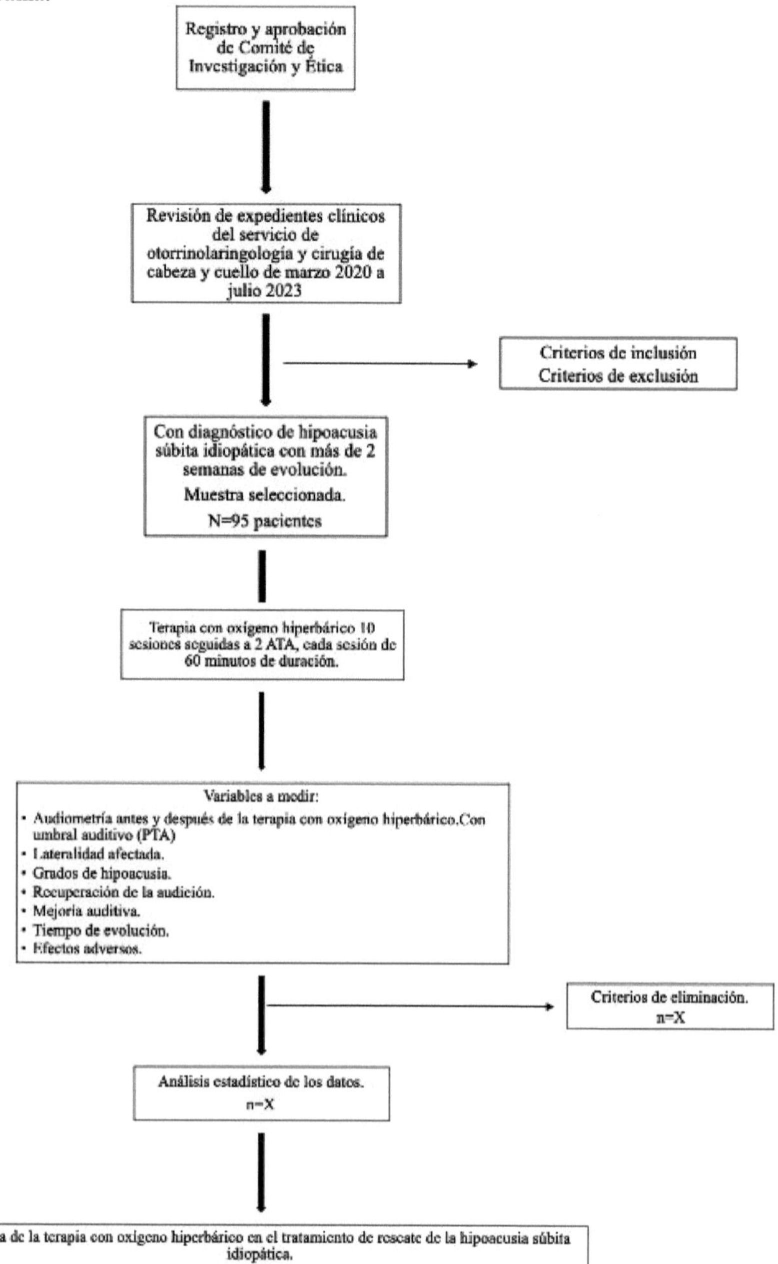

Figura 1. Flujograma.

8.11. Cuadro de definición operacional de variables

Variable independiente: terapia con oxígeno hiperbárico.

Variable dependiente: grado de recuperación de la audición.

Tabla 1. Resumen de variables.

Variable	Definición Operacional	Tipo De Variable	Escala De Medición
De interés primario: Grado de recuperación de la audición	Es cuando el paciente con hipoacusia súbita idiopática presenta un restablecimiento de audición después de la terapia con oxígeno hiperbárico. Se mide: **Completa:** retorno de la audición dentro de 15 dB del oído no afectado o contralateral. **Moderada:** mejoría de más de 10dB, pero no volvió dentro de los 15 dB del oído no afectado.	Cualitativa	Ordinal

	Pobre: Nivel de audición sin cambios, mejoría menor o igual a 10dB o deterioro tras el tratamiento. **Éxito:** cuando el paciente presente una recuperación Completa o moderada. **Fracaso:** cuando el paciente presente una recuperación pobre.		
De interés secundario: Mejoría auditiva	No/Si.	Cualitativa	Nominal
Grado de hipoacusia	Se mide con escala, según el promedio de tonos puros obtenido por audiometría (PTA) promediado con las frecuencias 500, 1000 y 2000 Hz: **Superficial:** 20-40 dB	Cualitativa	Ordinal

	Moderada: 41 a 60 dB **Severa:** 61-80 dB **Profunda:** 81-100 dB		
Lateralidad del oído afectado	Izquierdo/Derecho.	Cualitativa	Nominal
Tiempo de evolución de la hipoacusia súbita idiopática	Se mide en meses y días.	Cuantitativa	Continua
Efectos adversos de la terapia con oxígeno hiperbárico	Es cuando el paciente con hipoacusia súbita idiopática tratado con oxígeno hiperbárico como tratamiento de rescate presente un efecto indeseable: barotrauma del oído medio, barotraumas de los senos para nasales. Manejo: Abandono de la terapia, seguimiento en consulta externa.	Cualitativa	Nominal.

Hipoacusia súbita idiopática.	Es cuando el paciente presente una pérdida rápida e inexplicable de la audición, de etiología neurosensorial que ocurre dentro de un periodo de ventana de 72 horas, una disminución de la audición de más de 30 dB que afecta al menos a 3 frecuencias consecutivas.	Cualitativa	Nominal

8.12. Estandarización de instrumentos de medición

Audiómetro: Interacustic, Audiómetro Ad629 y timpanometro Mt10.

Escala para medir grado de hipoacusia: De acuerdo a la clasificación en decibeles (dB) de la Guía de Práctica Clínica Mexicana "Hipoacusia Súbita Sensorineural Idiopática." 2010.

Escala para medir mejoría auditiva: De acuerdo a lo propuesto en el artículo: Hyperbaric oxygen therapy in treatment of sudden sensorineural hearing loss: finding for the maximal therapeutic benefit of different applied pressures. UHM 2019.

Escala para medir el grado de recuperación de la audición: De acuerdo a lo propuesto en la Clinical practice guideline: sudden hearing loss. Otolaryngol-Head Neck Surg Off J Am Acad Otolaryngol-Head Neck Surg 2012, citando el artículo "Efficacy of hyperbaric oxygen therapy as a supplementary therapy of sudden sensorineural hearing loss in the Slovak Republic" por Krajcovicova et al 2018.

8.13. Registro de protocolo en Comité de Investigación y Comité de Ética en Investigación

El presente trabajo titulado "Eficacia de la terapia con oxígeno hiperbárico en el tratamiento de rescate de la hipoacusia súbita idiopática" fue evaluado y aprobado por el COMITÉ DE INVESTIGACIÓN (REGISTRO: 19 CI 25 006 004) siendo presidente del comité el Dr. Saúl Armando Beltrán Ontiveros; el día 14 de mayo de 2023 con número de aprobación 451.

El presente trabajo titulado "Eficacia de la terapia con oxígeno hiperbárico en el tratamiento de rescate de la hipoacusia súbita idiopática" fue evaluado y aprobado por el COMITÉ DE ÉTICA EN INVESTIGACIÓN (Registro ante la comisión nacional de Bioética: CONBIOÉTICA-25-CEI-001-20180523) siendo presidenta del comité la Dra. Martha Elvia Quiñonez Meza; el día 03 de julio de 2023 con número de aprobación 129-2023.

IX RECURSOS Y FINANCIAMIENTO

Recursos humanos: Para el desarrollo de este proyecto de investigación se involucraron a los médicos residentes del servicio de Otorrinolaringología y Cirugía de Cabeza y Cuello del Hospital Civil de Culiacán, a médicos adscritos al servicio, médicos pasantes de servicio social y apoyo del personal de enfermería del servicio y trabajo social.

Recursos físicos: instalaciones de la consulta externa del servicio de Otorrinolaringología y Cirugía de Cabeza y Cuello. Archivo clínico del Hospital Civil de Culiacán, para incluír tratamientos médicos y estudios de audición pre y post cámara hiperbárica.

Recursos materiales: Sistema SPSS, hoja de recolección de datos de los pacientes reclutados al estudio, consentimientos informados.

Financiamiento: no se requiere en este estudio de investigación por ser retrospectivo.

X RESULTADOS

Se recabaron 38 expedientes en total donde se obtuvieron datos relacionados con la patología neurotológica; cuyo principal requisito fue haber padecido hipoacusia súbita idiopática y haberse confirmado por estudios de audición sin tener otra casusa subyacente, y como segundo requerimiento el haber recibido tratamiento con terapia con oxígeno hiperbárico como tratamiento de rescate para la mejoría de la audición.

El rango de edad de afección fue entre 26 a 75 años de edad, con una media de 51.4±12.2 años; predominando la incidencia en el sexo femenino en con 60.5% (23), a comparación del masculino, 39.5% (15). La frecuencia de afección entre ambos oídos fue similar, con un porcentaje de afección del oído izquierdo del 55.3% (21) y oído derecho, 44.7% (17).

Antes del inicio de la terapia con oxígeno hiperbárico la historia clínica de cada expediente fue valorada detalladamente, se describe entonces, un 39.4% (15) no presentaron antecedentes de relevancia en la historia clínica; sin embargo el 60.5% (23) restante presentaron otros antecedentes a considerar en la patología neurootológica como: hipertensión 15.7% (6), diabetes mellitus tipo 2 con 15.7% (6), obesidad 2.6% (1), tabaquismo 5.2% (2), alcoholismo 5.2% (2), vértigo posicional paroxístico benigno 5.2% (2), hipoacusia contralateral congénita 2.6% (1), trauma acústico contralateral 2.6% (1), síndrome de Ramsay Hunt 2.6% (1) y depresión 2.6% (1).

Así mismo, el 42.8% (6 de 14) de los pacientes con comorbilidades, presentaron uno más de estos factores puntualizados; algunas asociaciones frecuentes: tabaquismo con hipertensión o diabetes mellitus tipo 2, diabetes mellitus tipo 2 con hipertensión, hipertensión y alcoholismo, o un sobreañadido de depresión y trauma acústico contralateral. Mientras que el 57.1% (8 de 14) restante presentaron únicamente una comorbilidad. Lo descrito anteriormente fue considerado para la descripción de los hallazgos con la finalidad de correlacionar posibles factores de riesgo subyacentes.

Tabla 2. Características de generales.

Características	***Población de estudio***
No. De pacientes	38
Edad, media±DE (años)	51.4±12.2
Sexo femenino (%)	60.5
Sexo masculino (%)	39.5
Oído derecho (%)	44.7
Oído izquierdo (%)	55.3
Tratamiento previo a HBO (%)	
Corticoide intratimpánico (%)	97.4
• Dexametasona • Metilprednisolona • Dexametsona+metilprednisolona	86.8 7.9 2.6
Corticoide sistémico (%)	73.7
• Prednisona • Deflazacort	68.4 5.2
Comorbilidades (%)	
Diabetes mellitus tipo 2	15.7
Hipertensión Arterial	15.7
Obesidad	2.6
Depresión	2.6
Tabaquismo	5.2
Alcoholismo	5.2%
Antecedentes otorrinolaringológicos (%)	
Síndrome de Ramsay Hunt	2.6
Trauma acústico (contralateral)	2.6
Hipoacusia congénita (contralateral)	2.6
Vértigo posicional paroxístico benigno	5.2

DE: Desviación estándar, HBO: oxígeno hiperbárico.

A pesar del tratamiento brindado como rescate de oxígeno hiperbárico, se analizaron datos en relación al tratamiento previo brindado y descrito por la literatura, tanto el uso de corticoesteroides sistémicos e intratimpánicos, aunados al tratamiento de rescate. En donde un 23.7% (9) recibieron tratamiento con corticoesteroide intratimpánico; 73.7% (28) tratamiento tanto con corticoesteroides vía oral a nivel sistémico, como intratimpánico, y un

2.6% (1) sin tratamiento previo, a quien se le intentó brindar tratamiento de rescate únicamente con oxígeno hiperbárico dado el tiempo de evolución. Ningún expediente analizado recibió solo esteroide sistémico previo a la terapia de rescate.

Así mismo se recabó que el corticoesteroide sistémico más utilizado fue la prednisona en el 68.4% (26), seguido del deflazacort en el 5.2% (2).(Tabla 2.) El corticoesteroide más empleado en el tratamiento intratimpánico fue la dexametasona en el 86.8% (33), seguido de la metilprednisolona en el 7.9% (3), 1 paciente (2.6%) recibió infiltraciones combinadas con dexametasona y metilprednisolona.

Posteriormente se recabó el análisis propio de la terapia con oxígeno hiperbárico, donde previamente habían sido seleccionados expedientes que cumplieran con por lo menos 10 sesiones de terapia con oxígeno hiperbárico, de un mínimo de 60 minutos de duración cada sesión, y bajo lo estipulado para el uso de dicha terapia como tratamiento de rescate para la hipoacusia súbita idiopática, es decir haber transcurrido por lo menos 2 semanas desde el inicio de la sintomatología, sin mejoría al tratamiento intratimpánico o sistémico con corticoesteroides; o sin haber recibido tratamiento previo. Bajo estos estatutos se obtuvo una mejoría de más de 10 dB en el 63.2% (24); una recuperación completa en el 26.3% (10), recuperación moderada en el 36.8% (14) y pobre recuperación en el 36.8% (14). (Figura 2, tabla 3-5)

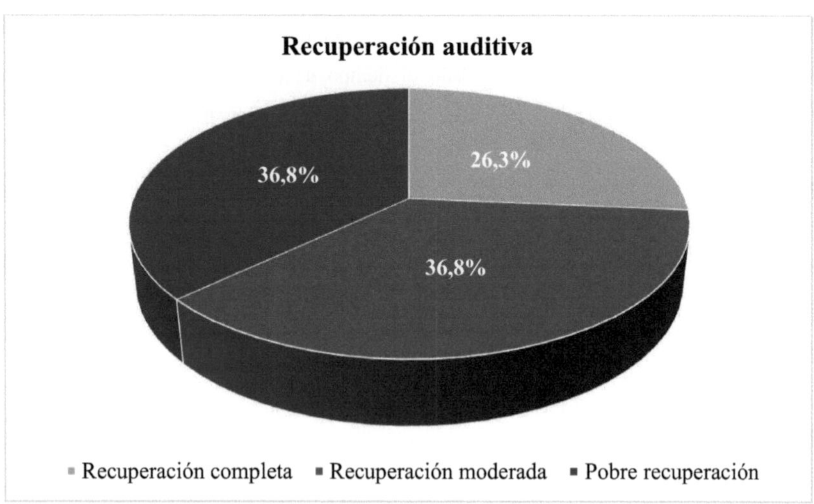

Figura 2. Gráfico de recuperación auditiva.

Tabla 3. Muestras emparejadas en decibeles.

	Media±DE pre HBO (dB)	Media±DE post HBO (dB)	Diferencia (dB)	Sig.
PTA	63.4±23.7	48.1±27.5	15.3	.000

DE: desviación estándar, dB: decibeles, Sig.:significancia, PTA: promedio de tonos puros.

Tabla 4. Mejoría auditiva

Mejoría auditiva	Porcentaje (n)
• Con mejoría auditiva	63.2% (24)
• Sin mejoría auditiva	36.8% (14)
TOTAL	100% (38)

n: número de pacientes.

Tabla 5. Recuperación auditiva.

Grados de recuperación auditiva	Porcentaje (n)
• Recuperación completa	26.3% (10)
• Recuperación moderada	36.8% (14)
• Pobre recuperación	36.8% (14)
TOTAL	100% (38)

n: número de pacientes.

El promedio de tonos puros previo y posterior a la terapia fue un indicador para dicho análisis y así mismo se evidenció una ganancia global de 15.3 dB (p .000), al concluír una media en dB pre cámara hiperbárica de 63.4 ± 23.7 dB y post cámara hiperbárica de 48.1 ± 27.5 dB.

El tiempo transcurrido desde el inicio del cuadro clínico hasta el inicio de la terapia con oxígeno hiperbárico, se correlacionó con la ganancia en decibeles de la audición descrita en los párrafos anteriores, descrita en semanas; los resultados fueron una media general de 8.8+/-19.8 semanas. En el 26.3% con recuperación auditiva completa la media en semanas fue de 4 ± 4; en la recuperación moderada (36.8%), 7.1 ± 9.8 semanas, y en el apartado de pobre recuperación, 14 ± 31 semanas.

Hubo una tendencia en una mayor ganancia auditiva en decibeles al brindar la terapia en un promedio de por lo menos 4 semanas, como promedio calculado. Como se muestra en la tabla 6 y figura 4.

Tabla 6. Recuperación auditiva en cuando tiempo de inicio de la terapia con oxigeno hiperbárico.

Grados de recuperación	% (n)	Media±DE (semanas) Inicio de la terapia con oxígeno hiperbárico
• Recuperación completa	26.3 (10)	4 ± 4
• Recuperación moderada	36.8 (14)	7.1 ± 9.8
• Pobre recuperación	36.8 (14	14 ± 31

n: número de pacientes, DE: desviación estándar.

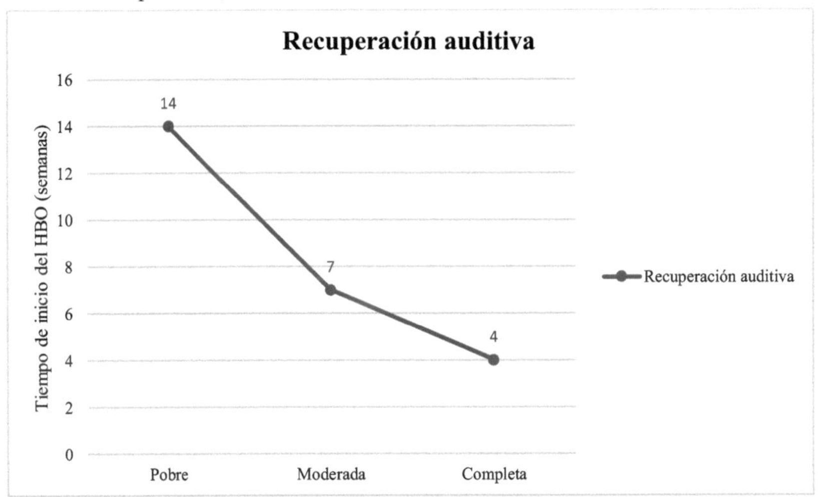

Figura 3. Recuperación auditiva en cuando tiempo de inicio de la terapia con oxigeno hiperbárico.

HBO: Oxígeno hiperbárico.

Aquellos que iniciaron la terapia con oxígeno hiperbárico con una hipoacusia profunda (>80 dB), el 22.2% mejoró a un grado menor de hipoacusia entre 60-80dB, 2.22% mejoró a un grado leve de hipoacusia, quedando el 55.6% dentro de la misma clasificación. Quienes previo a la terapia se catalogaban dentro de un grado severo de hipoacusia (60-80 dB), mejorarón en un 41.7% a una hipoacusia moderada, el 16.7% a una hipoacusia leve, 16.7% a normoacusia (<20 dB) y el 25% se mantuvo sin cambios. Hipoacusia moderada (40-60 dB) tuvieron 11 pacientes de los expedientes recabados, de los cuales el 45.5% mejoró a un grado leve de hipoacusia y el 9.1% recuperó la normoacusia; 4 pacientes restantes (36.4%) de la categoría permanecieron con hipoacusia moderada. Y de los últimos 4 que se reportaron con hipoacusia leve (20-40 dB) antes de iniciar la terapia, el 75% consiguió la normoacusia al término de la terapia, mientras que el 25% se mantuvo con un grado leve de hipoacusia.

En general el porcentaje de pacientes con hipoacusia profunda pre cámara hiperbárica, disminuyó de un 23.6% a un 13.2%, hipoacusia severa, mejoró del 31.5% pre cámara a un 15.8% post; de la hipoacusia moderada previo a la terapia un total de 28.9%, que bajó a un total de 23.7%. Mientras que aquellos con hipoacusia leve tuvieron un cambio ente 10.5% a el 10% posterior a la cámara hiperbárica. (Tabla 7.)

Tabla 7. Tabla cruzada de grados de hipoaucusia pre y post cámara hiperbárica.

	Post-HBO <20dB	Post-HBO 20-40dB	Post-HBO 40-60 dB	Post-HBO 60-80 dB	Post-HBO >80 dB	TOTAL Pre-HBO
Pre-HBO <20dB	100% (2)	0%	0%	0%	0%	5.2 % (2)
Pre-HBO 20-40dB	75% (3)	25% (1)	0%	0%	0%	10.5% (4)
Pre-HBO 40-60 dB	9.1% (1)	45.5% (5)	36.4% (4)	9.1% (1)	0%	28.9% (11)
Pre-HBO 60-80 dB	16.7% (2)	16.7% (2)	41.7% (5)	25% (3)	0%	31.5% (12)
Pre-HBO >80 dB	0%	22.2% (2)	0%	22.2% (2)	55.6% (5)	23.6% (9)
TOTAL Post-HBO	21.1% (8)	26.3% (10)	23.7% (9)	15.8% (6)	13.2% (5)	38

dB: decibeles, HBO: oxígeno hiperbárico.

La distribución en frecuencias auditivas para analizar a profundidad las ganancias auditivas, mostraron una recuperación mayor en 500 Hz, siendo de 17.1±21.5 dB, seguido de 250 Hz con una recuperación de 14.7±21.4 dB y en tercer lugar en ganancia fueron 1000Hz y 6000 Hz con 14.2±18.1 dB y 14.2±19.9 dB, respectivamente. Las frecuencias más afectadas previo a la terapia con oxígeno hiperbárico fueron agudas predominantemente: 4000, 6000 y 8000 Hz con medias de 69±28.1 dB, 69.4±28.5dB y 72.7±29.8 dB, respectivamente. Las frecuencias menos afectadas previo al inicio de la terapia fueron 125 Hz con 46.03±22.2 dB; 250 Hz con 52.8±25.2 dB y 500 Hz con 60±27.1 dB. Dentro de los mismos datos se observó que 4 pacientes en la frecuencia de 125 Hz no fueron capaces de detectar estímulo alguno, similar con la frecuencia de 250 Hz, donde uno de ellos no obstuvo respuesta. (Tabla 8.) (Figura 3.)

Tabla 8. Ganancia auditiva en frecuencias (dB).

Frecuencia (Hz)	Media±DE pre HBO (dB)	Media±DE post HBO (dB)	Mejoría de la audición (media±De) (dB)	IC 95%	Sig.
125	46.03±22.2	34.5±22.5	11.4±18.6	4.9-17.9	.001
250	52.8±25.2	27.7±20.4	25.1±21.8	17.8-32.4	.000
500	60±27.1	42.8±27.6	17.1±21.5	10-24.1	.000
1000	62.7±26.5	48.5±29.5	14.2±18.1	8.2-20.1	.000
2000	65.5±26.6	52.5±30.4	13±18.4	6.9-19	.000
3000	66±26.6	53.8±29.3	12.2±17.6	6.4-18	.000
4000	69±28.1	57.1±30.5	11.9±14.3	7.2-16.6	.000
6000	69.4±28.5	55.2±30.8	14.2±19.9	7.6-20.7	.000
8000	72.7±29.8	62.6±30.7	10±16.8	4.6-15.6	.001

Hz: hertz, DE: desviación estándar, dB: decibeles, IC: intervalo de confianza, Sig: Significancia.

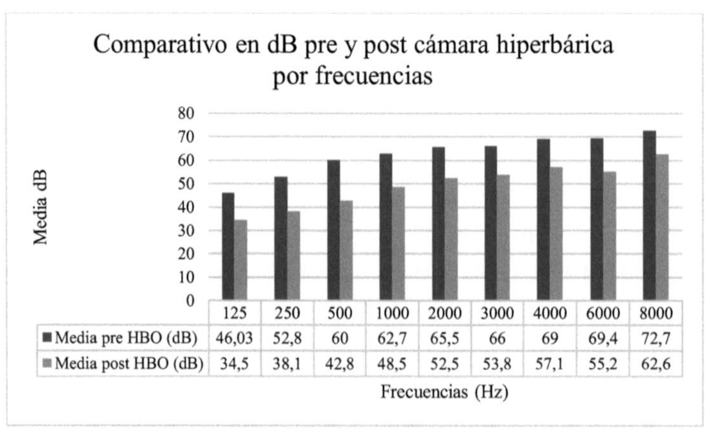

Figura 4. Ganancia auditiva según las distintas frecuencias.
Hz: hertz, dB: decibeles, HBO: oxígeno hiperbárico.

En sí una mejoría y recuperación auditiva catalogada en la audiometría fueron los principales criterios a valorar predominante, sin embargo, se recolectaron datos descriptivos adicionales sobre la ganancia auditiva tras la terapia al comparar estudios de logoaudiometría; el 57.8% (22) obtuvieron mejoría del porcentaje y decibeles percibidos por el oído afecto, y un 42.1% (16) sin cambios con respecto al estudio previo a la terapia con oxígeno hiperbárico. (Tabla 9.)

Tabla 9. Mejoria en la logoaudiometría y percepción del lenguaje.

Logoaudiometría	Porcentaje (n)
• Mejoría en la logoaudiometría	57.8 (22)
• Sin cambios en la logoaudiometría	42.1 (16)
TOTAL	100% (38)

n: número de pacientes.

Aunado a lo anterior, se realizó un análisis más extenso sobre los cambios en la logoaudiometría. Como se observa a continuación desglosado en la Tabla10, donde los 22 pacientes (57.8%) que mostraron cambios hacia la mejoría dentro de la captación logoaudiométrica, 18 de ellos tuvieron una captación del 100% a un rango que fue desde 25 a 80 dB, lo que supone una característica a destacar en casos de percepción del lenguaje hablado, comunicación y mejoras en la calidad de vida de los pacientes.

Tabla 10. Mejorías en la logoaudiometría.

PACIENTE	LOGOAUDIOMETRÍA PRE HBO	LOGOAUDIOMETRÍA POST HBO
1.	0% a 100 dB	75% a 90 dB
2.	40% a 90 dB	100% a 40 dB
3.	0% a 100 dB	100% a 80 dB
4.	100% a 90 dB	100% a 70 dB
5.	100% a 45 dB	100% a 25 dB
6.	0% a 100 dB	100% a 45 dB
7.	0% a 70 dB	100% a 80 dB
8.	0% a 100 dB	100% a 50 dB
9.	100% a 75 dB	100% a 60 dB
10.	80% a 50 dB	100% a 45 dB
11.	100% a 70 dB	100% a 50 dB
12.	100% a 80 dB	100% a 60 dB
13.	40% a 75 dB	80% a 60 dB
14.	100% a 35 dB	100% a 30 dB
15.	20% a 100 dB	60% a 90 dB
16.	90% a 70 dB	100% a 40 dB
17.	0% a 100 dB	100% a 50 dB
18.	100% a 60 dB	100% a 30 dB
19.	60% a 90 dB	100% a 80 dB
20.	100% a 100 dB	100% a 50 dB
21.	40% a 105 dB	70% a 100 dB

22.	Sin captación	100% a 60 dB

HBO: oxígeno hiperbárico, dB: decibeles.

Tras el análisis propio de la ganancia auditiva, se relacionaron junto con el tratamiento que previamente habían recibido y se evidenció que de los 24 que tuvieron mejoría auditiva, el 25% (6 de 24) tuvieron tratamiento con corticoesteroides intratimpánicos, y el 75% (18 de 24) fueron tratados previamente son una combinación simultánea de corticoesteroides intratimpánicos y sistémicos. Se observó que el paciente que no llevó tratamiento previo a la terapia de rescate no obtuvo mejoría auditiva, 7.1% (1 de 14); el resto 21.4% (3 de 14) y 71.4% (10 de 14) habían recibido inyecciones intratimpánicas de corticoesteroides y ambas terapias sistémica e intratimpánica, respectivamente.

Así mismo aquellos con recuperación auditiva completa (10), el 30% (3 de 10) recibió terapia previa intratimpánica, y el 70% (7 de 10) terapia combinada intratimpánica y sistémica. Con recuperación moderada (14), en su mayoría 78.5% (11 de 14) se le brindó terapia combinada y el 21.4% (3 de 14) solamente había recibido previamente terapia intratimpánica. Finalmente, aquellos con pobre recuperación, el 71.4% (10 de 14) recibió terapia combinada, el 21.4% (3 de 14) terapia intratimpánica previa, y el 7.1% (1 de 14) no recibió terapia previa al tratamiento de rescate. (Tabla 11-13.) (Figura 5-7.)

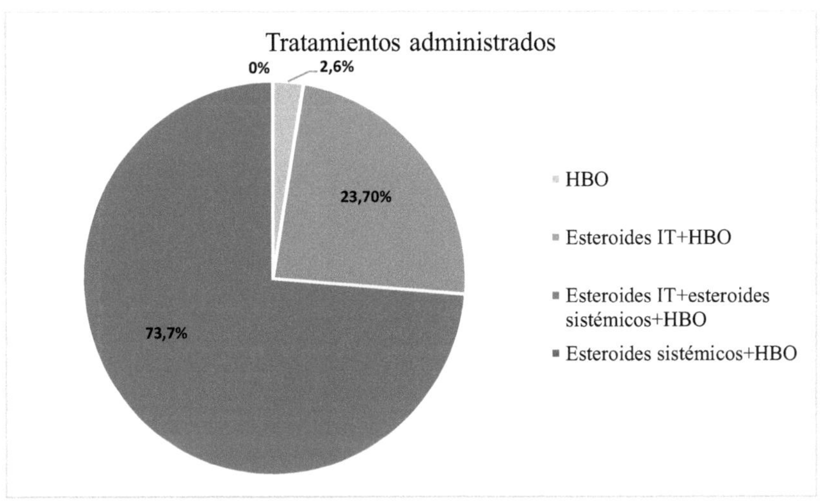

Figura 5. Tratamientos administrados.

HBO: oxígeno hiperbárico, IT: intratimpánico.

Tabla 11. Tratamientos administrados.

Tratamientos administrados	**Porcentaje (n)**
• HBO	2.6 (1)
• Esteroides IT+HBO	23.7 (9)
• Esteroides IT+esteroides sistémicos+HBO	73.7 (28)
• Esteroides sistémicos+HBO	0 (0)
TOTAL	100% (38)

n: número de pacientes, HBO: oxígeno hiperbárico, IT: intratimpánico.

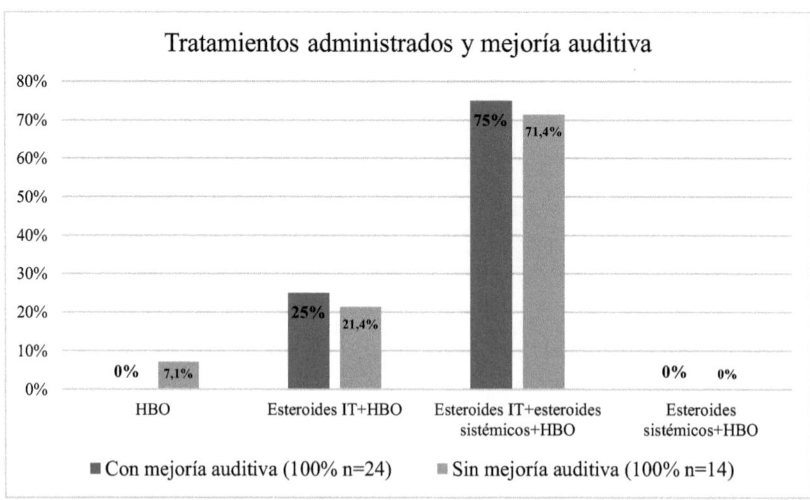

Figura 6. Tratamientos administrados y mejoría auditiva.
n: número de pacientes, HBO: oxígeno hiperbárico, IT: intratimpánico.

Tabla 12. Tratamientos administrados y mejoría auditiva.

Tratamientos administrados	Con mejoría auditiva % (n)	Sin mejoría auditiva % (n)
• HBO	0 (0)	7.1 (1)
• Esteroides IT+HBO	25 (6)	21.4 (3)
• Esteroides IT+esteroides sistémicos+HBO	75 (18)	71.4 (10)
• Esteroides sistémicos+HBO	0 (0)	0 (0)
TOTAL	100% (24)	100% (14)

n: número de pacientes, HBO: oxígeno hiperbárico, IT: intratimpánico.

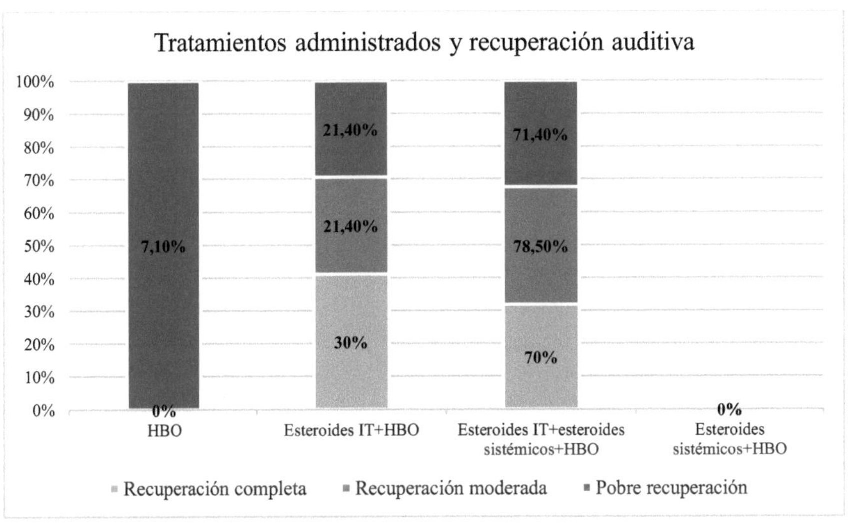

Figura 7. Tratamientos administrados y recuperación auditiva.
HBO: oxígeno hiperbárico, IT: intratimpánico.

Tabla 13. Tratamientos administrados y recuperación auditiva.

Tratamientos administrados	**Recuperación completa % (n)**	**Recuperación moderada % (n)**	**Pobre recuperación % (n)**
• HBO	0 (0)	0 (0)	7.1 (1)
• Esteroides IT+HBO	30 (3)	21.4 (3)	21.4 (3)
• Esteroides IT+esteroides sistémicos+HBO	70 (7)	78.5 (11)	71.4 (10)
• Esteroides sistémicos+HBO	0 (0)	0 (0)	0 (0)
TOTAL	100 (10)	100 (14)	100 (14)

n: número de pacientes, HBO: oxígeno hiperbárico, IT: intratimpánico.

Entre otras características recabadas para la investigación, se tomó a consideración las complicaciones posteriores a la terapia con oxígeno hiperbárico, donde hubo un registro de 76.3%, es decir 29 pacientes sin complicaciones. Las observadas fueron: vértigo en el 7.9% (3); tinnitus residual en el 13.1% (5), y perforación timpánica en el 2.6% (1). (Figura 8, Tabla 14.)

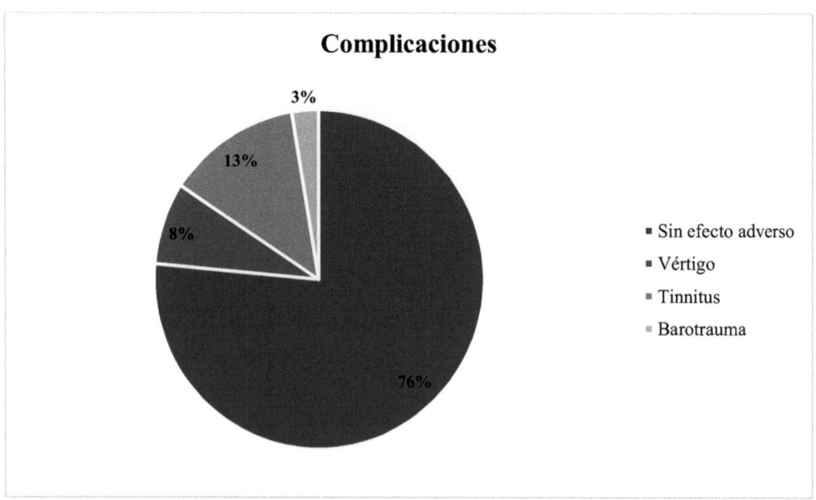

Figura 8. Complicaciones posteriores a HBO.

Tabla 14. Complicaciones posteriores a HBO.

Complicación	*Porcentaje (n)*
Sin efecto adverso	76.3% (29)
Vértigo	7.8% (3)
Tinnitus	13.1% (5)
Barotrauma	2.6% (1)
TOTAL	**38**

n: número de pacientes.

XI DISCUSIÓN

Este estudio se centró en la eficacia de la terapia con oxígeno hiperbárico en la hipoacusia súbita idiopática, por lo que se investigaron factores como: grado de hipoacusia, lateralidad de la enfermedad, tiempo de inicio de la terapia con oxígeno hiperbárico, grado de recuperación auditiva, mejoría auditiva y los distintos efectos adversos presentados.

Dentro de los datos obtenidos hubo un total de 38 expedientes recabados y analizados de manera retrospectiva, se encontrararon distintos datos demográficos a destacar, el primero de ellos con respecto a el sexo, donde el sexo femenino predominó con un 60.5% a comparación del sexo masculino donde la patología se evidenció menos frecuente con el restante porcentaje de 39.5%; sin embargo esta diferencia no se ha reportado por la literatura, se espera que esta tenga una distribución igualitaria entre ambos sexos.[4, 16, 24.]

El pico de incidencia fue en un rango entre 26 y 75 años, con una media de 51.4±12.2 años, siendo similar a otros estudios que abordan dicha patología.[4, 35, 23.] El oído más afectado fue el izquierdo en un 55.3%, sin embargo no hubo notable diferencia con el oído derecho, dato ya comentado en los resultados de Cho et al y Wen et al, la lateralidad de la enfermedad se mantiene similar entre ambos oídos con excepción del 5% con posible afección bilateral, característica que no fue posible ver en este estudio.[35, 36.]

Múltiples terapias para esta entidad han sido descritas, sin embargo en relación a la posible mejoría con oxígeno hiperbárico, aún sigue siendo tema de discusión, actualmente no existe conseso alguno que estipule el número de sesiones requeridas para que exista mejora en la audición, el tiempo requerido para ello o el grado de presión en ATA para permitir un incremento de la presión de oxígeno dentro de la microvasculatura del oído interno; sin embargo el rango oscila entre un número de 10-20 sesiones de una duración entre 30 a 100 minutos cada sesión, inclusive más de 20 sesiones se han llevado documentado y una exposición de entre 2.0 a 2.5 ATA. (Tabla 15). Y como límite de seguridad la exposición hasta 3 ATA como máximo.[19,23, 37-39.]

Tabla 15. Estudios previos con HBO.

AUTOR				RESULTADOS			
	PERIODO DEL ESTUDIO	NO. PACIENTES	CARACTERISTICAS DEL ESTUDIO	Recuperación completa	Recuperación moderada	Pobre recuperación	Media de ganancia (dB)
Olmo et al. (2010)	2001-2008	48	2.0 ATA por 10 sesiones 60 min cada una.	2% (1/48)	28.8% (10/48)	77% (37/48)	5.2
Liu et al (2011)	1999-2009	112	2.5 ATA por 10-20 sesiones de 60 min cada una	15.2% (17/12)	50% (56/112)	34.8% (39/112)	24.5
Alimoglu et al. (2011)	2004-2010	61	2.5 ATA por 20 sesiones 120 min cada una	42.6% (26/61)	22.9% (14/61)	34.4% (21/61)	36.8
Yang et al. (2013)	2013	19	2 ATA por 20 sesiones de 60 min cada una	68.4% (13/19)	—	31.6% (1-19)	18.7
Pezzoli et al. (2015)	2011-2013	23	2.5 ATA por 15 sesiones 30 min cada una.	4.3% (1/23)	21.7% (5/23)	73.9% (17/23)	15.6
Psillas (2015)	2013-2015	15	2.2 ATA por 15 sesiones a 90 min cada una	6.6% (1/15)	40% (6/15)	53.3% (8/15)	12.1
Hosokawa et al. (2017)	2011-2015	167	1.5 ATA por 10 sesiones de 60 min cada una.	9.6% (16/167)	26.9% (45/167)	63.4% (106/167)	>10

ATA: atmósferas absolutas, HBO: oxígeno hiperbárico, min: minutos, dB: decibeles.

Históricamente, la terapia con oxígeno hiperbárico se comenzó a utilizar en 1960, y durante el 2011 fue aprobada por The Underseas and Hyperbaric Medical Society para su uso como tratamiento en la hipoacusia súbita idiopática.[19] Y ha sido aceptada como terapia de rescate o salvamento cuando ha pasado por lo menos un mes de inicio de la sintomatología, más específico su uso dentro de las primeras 2 semanas de evolución del cuadro clínico, como tratamiento primario. [22]

La ganancia en decibeles global fue de 15.3 dB (p= .000), y de acuerdo a lo documentado por la guía de hipoacusia súbita idiopática de la academia americana de otorrinolaringología y cirugía de cabeza y cuello, se tomaron dos medidas como parteaguas de clasificación del total de datos obtenidos.[11] El primero a describir fue la "mejoría auditiva" considerada como una recuperación de al menos 10 dB o más, en este estudio el 63.2% tuvo mejoría, con un restante del 36.8% con mejora menor de 10 dB.[11, 40-43.]

Como segundo apartado descriptivo se tomó la clasificación de "recuperación auditiva" en tres niveles: completa, moderada o pobre recuperación, como la clasificación guía reportada por Capuano et al. La recuperación completa conllevó un 26.3% del total analizado, moderada, 36.8% y pobre 36.8%. Como se comenta en estudios por Capuano et al la recuperación completa se ha visto predominar cuando se se adiciona oxígeno hiperbárico al tratamiento, es decir, al brindar tratamiento combinado, se expresa, entonces, un 58% con recuperación completa, en comparación únicamente del oxígeno hiperbárico, 24% y el uso de terapia corticoesteroidea sistémica, 20%. [11, 24, 40-43]

Como ha sido también estipulado por otros autores como Pezzoli et al, Psillas et al, Capuano et al o Liu et al; cuyos estudios también llevaron un tratamiento de recate de por lo menos 10 sesiones de terapia con oxígeno hiperbárico, muestran nuestros resultados en un 26.3% (pacientes con recuperación completa de la audición, así mismo cabe aún comparar el número de sesiones, minutos de cada sesión y presión en atmósferas absolutas (ATA) al que se expone al pacientes, datos que aún quedan sin consenso estipulado, y ámbito que amerita continua investigación al respecto.

Es comparable, de igual modo, las ganancias auditivas descritas por otros autores como se muestra en la tabla 15. Donde se muestran múltiples investigaciones que han recogido resultados con respecto al uso de la terapia con oxígeno hiperbárico como tratamiento de rescate en la hipoacusia súbita idiopática. Se muestra como el estudio de Ohno et al encontró una recuperación de 5 dB aproximadamente, con recuperación completa sólo del 2%; datos muy variables a considerar otros autores, quienes el protocolo de cámara hiperbárica fue similar, pero las ganancias fueron hasta de 24 dB[40, 41.], con recuperación completa en el 15.2%, o Alimoglu et al con ganancias máximas de hasta 36 dB, y recuperación completa en el 42.6% de sus pacientes.

Sin embargo, al recoger estos datos y analizarlos, nuestro presente estudio obtuvo una ganancia muy parecida a la encontrada y reportada por Pezzoli et al, donde la ganancia en decibeles fue de 15 dB; como lo muestran nuestros datos ya descritos en párrafos anteriores, donde hemos obtenido media en dB pre cámara hiperbárica de 63.4 ± 23.7 dB y post cámara hiperbárica de 48.1 ± 27.5 dB y ganancia en decibeles de 15.3 dB. Así mismo nuestros resultados son valorables con respecto a los porcentajes de recuperación, donde la literatura describe recuperación completa variable, máxima hasta 68.4% de los pacientes y mínima de 2%; sin embargo, en el presente estudio hemos obtenido el 26.3%; cercano al porcentaje obtenido por Liu et al, con el 15.2%. (Tabla 15.)

Continuando con el análisis, la recuperación moderada se ha reportado hasta en el 50% de los pacientes sometidos a terapia con oxígeno hiperbárico (Tabla 15.) y la pobre recuperación con porcentajes altos de hasta el 77%. Nuestros resultados describieron una recuperación moderada y pobre con mismos porcentajes, del 26.3%, muy cercano a lo descrito por Pezzoli et al, con 21.7% para la recuperación moderada, y lo descrito por Yang el al, con 31.6%. Sin embargo, dichos datos son variables con respecto a la falta de consenso en cuanto a la dosificación, temporalidad y análisis de recuperación auditiva para pacientes sometidos a la terapia de rescate con oxígeno hiperbárico.

Actualmente no existe consenso de temporalidad en cuanto al uso de distintas terapias, no se conoce aún con exactitud cuánto es el tiempo de intervalo máximo, tras el inicio de la sintomatología, donde el tratamiento es efectivo, tomando en cuenta la duración del proceso inflamatorio o de vasoconstricción en el oído interno. Existen distintas revisiones sistemáticas que no han podido establecer una concordancia exacta y han esperado que los efectos de las distintas modalidades de tratamiento aparezcan lo más pronto posible.[44]Mientras que otras argumentan que en efecto no existe relación significativa para el retorno de la audición.[44, 45]

Aunado a lo anterior, se ha tomando como una nueva hipótesis, que el uso de la terapia con oxígeno hiperbárico es dependiente del tiempo, y su administración tardía, por ende, disminuye su efectividad.[44] En nuestro resultados se destacó una media de 8.8+/-19.8 semanas, es posible analizar que la recuperación completa fue obtenida en aquellos pacientes que recibieron la terapia en menos del mes de evolución de la patología, conforme el tiempo transcurría bajó la efectividad notablemente, a partir de las 14 semanas de inicio de la sintomatología, siendo este un comportamiento ya documentado previamente.[44, 46-48]

El oxígeno hiperbárico como tratamiento de rescate, se considera que no tiene acción alguna pasados los 6 meses de evolución de la hipoacusia; siendo limitada su ganancia a partir de los 3 meses de evolución donde la recuperación suele ser menor de 5 dB.[49]

Tras analizar la mejoría y recuperación auditiva en párrafos anteriores, es posible recoger al respecto que los pacientes con recuperación completa conllevaron un retorno de la audición de entre 15 dB con respecto al oído contralateral (con base a la clasificación utilizada previamente por Krajcovicova et al 2018), 8 de ellos también obtuvieron cambios en la logoaudiometría hacia percepciones favorables (Tabla 10), coincidiendo con un reconocimiento auditivo del 100% en un rango de 30 a 50 dB, casi llegando a la normalidad. Dichos hallazgos también coinciden con la administración de la terapia con oxígeno hiperbárico en un menor tiempo desde el inicio del cuadro clínico, con una media de 4 semanas. (Tabla 6, figura 4)

Es imprescindible destacar y considerar dichos cambios en la logoaudiometría como un extra para el análisis de este estudio, también con la finalidad de observar qué pacientes pueden llegar a tener audición no útil o inservible; es por ello que se ha también estipulado en la guía de la American Academy of Otolaryngology-Head and Nerck Surgery de hipoacusia súbita idiopática del 2012, que incluso mejoras sutiles de la audición en este ámbito deben ser consideradas para seleccionar oídos candidatos a la amplificación auditiva tradicional. Específicamente en la patología descrita en este estudio, se ha considerado un WRS (Word recognition score) mayor o igual a 10 dB; en nuestro estudio se muestran pacientes que fueron a la mejora en la logoaudiometría, instrumento utilizado para la comprensión de la palabra hablada, cuyos porcentajes en su mayoría fueron por arriba del 60% de reconocimiento dato que habla de grandes posibilidades de rehabilitación auditiva en el futuro.[1]

Del mismo modo, al correlacionar con los tratamientos brindados previos a la terapia, los pacientes con recuperación completa de la audición (26.3%), en su totalidad recibieron terapia combinada para el retorno de la audición; el 70% de ellos había recibido terapia simultánea con esteroides sistémicos e intratimpánicos y posteriormente acudieron a terapia con oxígeno hiperbárico; mientras que el 30%, restante recibió terapia con esteroides intratimpánicos y posteriormente el tratamiento de rescate; mismo dato que coincide con autores previos que afirman el uso relacionado de las terapias.[11, 24, 40-43]

Por lo tanto la ganancia auditiva de al menos 15 dB, y cambios favorables a la logoaudiometría permiten mejorar interacción social y calidad de vida de los pacientes a largo plazo, disminuyendo comorbilidad a largo plazo, riesgos y alteraciones psicológicas. A su vez, contribuye a posibilidades de rehabilitación auditiva.[1,4]

Sin embargo el impacto de la recuperación espontánea, es un factor importante a considerar tras desmenuzar los efectos de la terapia de salvamento con oxígeno hiperbárico. Hasta el momento, Mattox et al ha analizado un retorno espontáneo de la audición dentro de las primeras 2 semanas de inicio de la sintomatología en un 29-78%[6], donde se toman a consideración factores como la edad del paciente, la presencia o no de vértigo, el grado de pérdida auditiva y el tiempo entre la pérdida auditiva y el tratamiento.[6, 50]

De acuerdo a Rhee et al en su metaanálisis del 2018 donde se incluyeron 16 estudios no aleatorizados con un total de 2401 pacientes, la ganancia auditiva con terapia con oxígeno hiperbárico es mayor que cuando se brinda con terapia médica de 15.6 dB. Así mismo la media en este estudio a manera global fue una ganancia auditiva de 15.3 dB (P 0.000). Sin embargo, queda la posibilidad de una mejoría espontánea semanas después del inicio del cuadro en un 38-65%.[51]

Del mismo modo, Bennett et al en su ensayo sistemático sostiene la oportunidad de recuperación auditiva un 25% mayor en aquellos que se les añadía terapia con oxígeno hiperbárico como tratamiento; se sostiene dicha entidad por otros auotores como Pezzoli y Ajduk, en el actual estudio las probabilidades de mejora iban íntimamente relacionadas cuando se había dado tratamiento previo con esteroides intratimpánicos y sistémicos, con un porcentaje que osciló entre 70-78.5%.[20, 22, 52, 53] Del mismo modo, Yang et al, en su estudio de cohorte, reportó una media de 22.5 dB de recuperación del PTA tras la terapia intratimpánica y con oxígeno hiperbárico, a comparación de la media de 18.9 dB en el grupo donde se administró unicamente terapia intratimpánica.[20, 22, 52, 53]

Detrás de la combinación de tratamientos, subyace el efecto vasodilatador en el órgano de Corti y oído interno, en especial consideración de la estria vascularis, del oxígeno hiperbárico, el cual contrarresta el estrés oxidativo y el compromiso vascular, principales componentes de la fisiopatología hipotetizada de la hipoacusia súbita idiopática; aunado a el potencial desinflamatorio que conlleva la aplicación de corticoesteroides intratimpánicos y sistémicos.[44]

En lo referente a las frecuencias afectadas, predominó una ganancia en frecuencias de la voz: 500, 250, 1000 y 6000 Hz, sin embargo las frecuencias más agudas tuvieron mayor afección antes de inicia la terapia, 4000, 6000 y 8000 Hz, de igual manera reflejaron menor ganancia auditiva a comparación de las frecuencias graves y medias, con una ganancia en dB por arriba de 10 dB con un rango general de 10±19.9 dB.[54, 55] Como resumen integral existió mejoría mayor a 10 dB en todas las frecuencias con una desviación estándar máxima de 21.5 dB.[54, 55]

Nakashima et al coincide con otros estudios como los realizados por Topuz et al y Cho et al, que la tendencia de recuperación auditiva es en las frecuencais bajas, dando buenos resultados en la frecuencai de 250, 500 y 1000 Hz; muy cercano a las tendencias que encontramos en esta investigación. Argumentando que las frecuencias altas tienden a recuperarse en menor proporción en la población general.[47, 54, 55]

Múltiples investigaciones han concluído que el grado de hipoacusia catalogado como profundo (>91 dB) o >80 dB o por lo menos por arriba de 61dB, previo a la terapia con oxígeno hiperbárico, han obtenido mayor beneficio con la terapia.[56, 57] Lo anterior plantea el cuestionamiento, si la terapia con oxígeno hiperbárico funge como papel importante para pacientes con hipoacusia súbita idiopática que debuten con grado severo o profundo.[54, 56, 57]

Los resultados se enfocaron en ámbitos específicos de la recuperación auditiva y las repercusiones en la calidad de vida que esta conlleva en los pacientes; sin embargo no se quiso dejar de lado la recuperación y cambios detectados en la logoaudiometría pre y post cámara hiperbárica, los cuales tienen gran impacto en esta investigación; el 57.8% mejoraron sus porcentajes de detección del lenguaje hablado en el oído enfermo, porcentaje significativo en la counicación e interacción social de los pacientes con hipoacusia súbita idiopática. Sin embargo poca literatura ha documentado su importancia y aún es imprescindíble continuar con investigaciones en esté ámbito.

A pesar del esquema de tratamiento empleado vía oral, intratimpánica u oxígeno hiperbárico, existen también factores a los cuales es posible atribuir el pronóstico y probabilidad para el retorno de la audición.[7, 10, 35, 36] En los datos recabados se tomaron en cuenta antecedentes como hipertensión, diabetes mellitus tipo 2, obesidad y depresión; predominando la diabetes y la hipertensión; entre otros antecedentes destacó el tabaquismo y alcoholismo, y otorrinolaringológicos específicos como trauma acústico, hipoacusia congénita contralateral y síndrome de Ramsay Hunt. Es importante destacar estos antecedentes con afección multisistémica, debido al impacto en la microcirculación a nivel multiorgánico y por ende, del oído interno.[35]

Del total que reportaron alguna comorbilidad previa la terapia (14), 6 (15.7%) tenían varios antecedentes subyacentes, y de ellos solo 1 obtuvo recuperación auditiva completa, a comparación de aquellos otros 8 (21%) pacientes restantes con una sola comorbilidad, donde 3 tuvieron recuperación completa.

Se ha documentado bajo porcentaje de recuperación auditiva cuando el cuadro clínico se presenta con sintomatología vestibular, con un patrón audiométrico plano o morfológicamente descrita como curva con patrón descendente, hipoacusia severa o profunda o pobres resultados en la logoaudiometría.[32-33]

El vértigo a su vez entra en debate como un factor pronóstico en cuanto a la recuperación auditiva, se ha hipotetizado que esta relacionado con la ruptura de membranas dentro del oído interno, en zonas cercanas al vestíbulo, y como un factor que interviene negativamente en el retorno de la audición. Sin embargo, los estudios concluyen que el vértigo tiene poca asociación directa con la hipoacusia súbita idiopática, pero afecta la recuperación de la audición a través de su interacicón con el nivel de audición inicial.[32, 55]

El otro factor implicado en la evolución del padecimiento hipoacúsico es el tipo o grado de afección auditiva, donde Wen et al comenta pobre recuperación entre el 3.6% cuando la presentación inicial de la hipoacusia es profunda, sin embargo debido a las características de la investigación dirigida a la eficacia de la terapia con oxígeno hiperbárico, los porcentajes son poco comparables.[35]

En asociaciones hechas por Capuano et al, no se evidenció diferencias en la recuperación auditiva en pacientes con hábitos tabáquicos, diabetes e hipertensión.[24]Sin embargo se reportan retardos en la recuperación en pacientes con hipercolesterolemia (>240 mg/dl), entre otros factores como las concentraciones de LDL y apolipoproteína B, probables responsables de desencadenar la patogénesis de la hipoacusia súbita idiopática.[24]

A modo de resumen podemos considerar que a pesar de la posible causa de la hipoacusia súbita, desde eventos vasculares, etiología viral, entre otros; existen características comunes en cuanto a la fisiopatología en el oído interno, el estrés oxidativo combinado con una insuficiencia vascular y proceso inflamatorio secundarios a nivel coclear; podríamos, entonces concluír que la tensión de oxígeno perilinfática disminuye.[24] La actividad coclear requiere de un adecuado aporte sanguíneo, el órgano de Corti y la estría vascular, son las partes que más demandan energía.[58] Por ello el oxígeno que se suministra a regiones donde debido a edema e inflamación existe isquemia, el incremento de la tensión de oxígeno intracoclear puede disminuír el edema y revertir la isquemia.[58]

La terapia con oxígeno hiperbárico es considerado un tratamiento seguro, con posibles complicaciones que no generan daños mayores o a largo plazo como: barotrauma que se ha reportado en el 9.2% y en el 0.04% por sesión, mujeres y menores de 16 años en mayor riesgo; otras como hipoglicemia, mareo, vértigo, crisis de ansiedad, disnea, toxicidad de oxígeno y dolor de pecho. En general se reporta un porcentaje rde complicaciones por sesión de 0.72%[44]y 17.4%, posibilidad de presentar una o varias complicaciones.[38, 39, 44, 59, 60]

Dentro de nuestra investigación, el tinnitus se presentó como el evento adverso más frecuente en el 13.1% (5), 7.8% presentaron mareo o vértigo y uno de ellos (2.6%) con barotrauma que se manifestó días posteriores de concluír con el tratamiento. [38, 39, 44, 59, 60]

XII. CONCLUSIONES

Los resultados obtenidos en esta investigación en cuanto a ganancia auditiva global en decibeles y las subclasificaciones de mejoría y recuperación auditiva, son muy similares a lo descrito a la literatura existente, aproximadamente 15 dB (p= 0.000).

Se observó beneficio de la terapia con oxígeno hiperbárico considerablemente mayor cuando se aplicó en un periodo promedio de 4 semanas desde el inicio de la sintomatologìa, con una eficacia que fue disminuyendo conforme fue pasando el tiempo y evolucionando el cuadro.

También es posible concluír mayor recuperación en frecuencias medias bajas, tras la administración de la terapia, cambios beneficiosos en la logoaudiometría para la percepción del lenguaje y la interacción social, y la posibilidad de mejoras en las respuestas clínicas al realizar terapias combinadas.

Es necesario más investigación en cuanto a la terapia con oxígeno hiperbárico, sobre todo en conjunto con estudios complementarios de la audición y percepción, disciminación o entendimiento del lenguaje hablado, calidad de vida y su uso tanto como terapia primaria o de rescate, a fin de llegar a una estandarización de la misma.

XIII LIMITACIONES

1.-Existió variaciones en los distintos tratamientos brindados a los pacientes previo a la terapia con oxígeno hiperbárico, lo cual pudo haber interferido con los resultados observados.

2.-El estudio se limitó a una visión retrospectiva, cuya validez disminuye.

3.-El estudio basó sus resultados en una clasificación de grado de mejoría y recuperación estipulado, sin embargo la literatura puntualiza distintas maneras de analizarlo.

4.-Tomar en cosideración la recuperación espontánea de la audición.

XII BIBLIOGRAFÍA

1.- Stachler RJ, Chandrasekhar SS, Archer SM, Rosenfeld RM, Schwartz SR, Barrs DM, et al. Clinical practice guideline: sudden hearing loss. Otolaryngol-Head Neck Surg Off J Am Acad Otolaryngol-Head Neck Surg 2012;146(3):1-35.

2.-Krajcovicova Z, Melus V, Zigo R, Matisáková I, Vecera J, Kaslíková K. Efficacy of hyperbaric oxygen therapy as a supplementary therapy of sudden sensorineural hearing loss in the Slovak Republic. Undersea Hyperb Med 2018;45(3):363–70.

3.-Dinç ASK, Çayönü M, Boynueğri S, Tuna EÜ, Eryılmaz A, A KD, et al. Is Salvage Hyperbaric Oxygen Therapy Effective for Sudden Sensorineural Hearing Loss in Patients with Non-response to Corticostreoid Treatment? Cureus 2020;12(1):1-6.

4.-Kratochvílovà B, Profant O, Astl J, Holý R. Our experience in the treatment of idiopathic sensorineural hearing loss (ISNHL): Effect of combination therapy with HBO_2 and vasodilator infusion therapy. Undersea Hyperb Med 2016;43(7):771–80.

5.-Lawrence R, Thevasagayam R. Controversies in the management of sudden sensorineural hearing loss: an evidence-based review. Clin Otolaryngol 2015;40(3):176–82.

6.-Mattox DE, Simmons FB. Natural history of sudden sensorineural hearing loss. Ann Otol Rhinol Laryngol 1977;86:463–80.

7.-Eric R. Oliver, George T. Hashisalri. 160 Sudden Sensory Hearing Loss. In: Johnson J, Rosen C, Newlands S, Branstetter B, Casselbrant M, et al (Eds.). Bailey's Head and Neck Surgery-Otolaryngology. Lippincott Williams &. Wilkins, 5ta. Edición Philadelphia:Vol.2:2014: pp 2589–2596.

8.-Carneiro SN, Guerreiro DV, Cunha AM, Camacho ÓF, Aguiar IC. Hyperbaric oxygen therapy in sudden sensorineural hearing loss following spinal anesthesia: case reports. Undersea Hyperb Med 2016;43(2):153–9.

9.-Olex-Zarychta D. Successful treatment of sudden sensorineural hearing loss by means of pharmacotherapy combined with early hyperbaric oxygen therapy. Md journal 2017;96(51).

10.-Alexander Arts H. 150 Sensorineural Hearing Loss in Adults. In: Flint P, Francis H, Haughey B, Lesperance M, Lund V, Robbins K, et al. (Eds.) Cummings Otolaryngology–head And Neck Surgery. Elsevier Saunders. 6ta Edición Philadelphia: Vol. III:2015:2331–5.

11.-Chandrasekhar SS, Tsai Do BS, Schwartz SR, Bontempo LJ, Faucett EA, Finestone SA, et al. Clinical Practice Guideline: Sudden Hearing Loss (Update). Otolaryngol--head neck surg 2019;161(S1):1-45.

12.-Cadoni G, Cianfoni A, Agostino S, Scipione S, Tartaglione T, Galli J. Magnetic resonance imaging findings in sudden sensorineural hearing loss. J Otolaryngol 2006;35:310-316.

13.-Agrawal S, Sharma N. Complete recovery following hyperbaric oxygen therapy in idiopathic sudden sensorineural hearing loss--a report of two cases. Undersea Hyperb Med 2016;43(2):161–6.

14.-Sharma A, Kirsch CFE, Aulino JM, Chakraborty S, Choudhri AS, Germano IM, et al. ACR appropriateness criteria hearing loss and/or vertigo. J Am Coll Radiol 2018;15(11s):321-331.

15.-Battaglia A, Lualhati A, Lin H, Burchette R, Cueva R. A prospective, multi-centered study of the treatment of idiopathic sudden sensorineural hearing loss with combination therapy versus high-dose prednisone alone: a 139 patient follow-up. Otol Neurotol 2014;35:1091-1098.

16.-Hosokawa S, Hosokawa K, Takahashi G, Sugiyama K, Nakanishi H, Takebayashi S, et al. Hyperbaric Oxygen Therapy as Concurrent Treatment with Systemic Steroids for Idiopathic Sudden Sensorineural Hearing Loss: A Comparison of Three Different Steroid Treatments. Audiol Neurotol 2018;9;23:145–51.

17.-Sevil E, Bercin S, Muderris T, Gul F, Kiris M. Comparison of two different steroid treatments with hyperbaric oxygen for idiopathic sudden sensorineural hearing loss. Eur Arch Otorhinolaryngol 2016;273(9):2419–26.

18.-Suzuki H, Kawaguchi R, Wakasugi T, Do BH, Kitamura T, Ohbuchi T. Efficacy of Intratympanic Steroid on Idiopathic Sudden Sensorineural Hearing Loss: An Analysis of Cases With Negative Prognostic Factors. Am J Audiol 2019;28(2):308–14.

19.-Murphy-Lavoie H, Piper S, Moon RE, Legros T. Hyperbaric oxygen therapy for idiopathic sudden sensorineural hearing loss. Undersea Hyperb Med 2012;39(3):777–92.

20.-Ajduk J, Ries M, Trotic R, Marinac I, Vlatka K, Bedeković V. Hyperbaric Oxygen Therapy as Salvage Therapy for Sudden Sensorineural Hearing Loss. J Int Adv Otol 2017;13:61–4.

21.-Gülüstan F, Yazıcı ZM, Alakhras WME, Erdur O, Acipayam H, Kufeciler L, et al. Intratympanic steroid injection and hyperbaric oxygen therapy for the treatment of refractory sudden hearing loss. Braz J Otorhinolaryngol 2018;84(1):28–33.

22.-Pezzoli M, Magnano M, Maffi L, Pezzoli L, Marcato P, Orione M, et al. Hyperbaric oxygen therapy as salvage treatment for sudden sensorineural hearing loss: a prospective controlled study. Eur Arch Otorhinolaryngol 2015;272(7):1659–66.

23.-Rhee T-M, Hwang D, Lee J-S, Park J, Lee JM. Addition of Hyperbaric Oxygen Therapy vs Medical Therapy Alone for Idiopathic Sudden Sensorineural Hearing Loss: A Systematic Review and Meta-analysis. JAMA Otolaryngol Head Neck Surg 2018;144(12):1153–61.

24.-Capuano L, Cavaliere M, Parente G, Damiano A, Pezzuti G, Lopardo D, et al. Hyperbaric oxygen for idiopathic sudden hearing loss: is the routine application helpful? Acta Oto-Laryngologica 2015;135(7):692–7.

25.-Almosnino G, Holm JR, Schwartz SR, Zeitler DM. The Role of Hyperbaric Oxygen as Salvage Therapy for Sudden Sensorineural Hearing Loss. Ann Otol Rhinol Laryngol 2018;127(10):672–6.

26.-Miao X, Xin Z. Different treatment protocols for moderate idiopathic sudden sensorineural hearing loss. Undersea Hyperb Med 2019;46(5):659–63.

27.-Almosnino G, Holm JR, Schwartz SR, Zeitler DM. The Role of Hyperbaric Oxygen as Salvage Therapy for Sudden Sensorineural Hearing Loss. Ann Otol Rhinol Laryngol 2018;127(10):672–6.

28.-Miao X, Xin Z. Different treatment protocols for moderate idiopathic sudden sensorineural hearing loss. Undersea Hyperb Med 2019;46(5):659–63.

29.-Kim SA, Ahn JH. Clinical Application of Hyperbaric Oxygen in Treatment of Idiopathic Sudden Sensorineural Hearing Loss. Korean J Otorhinolaryngol-Head Neck Surg 2016;59(7):490–4.

30.-Hosokawa S, Sugiyama K-I, Takahashi G, Hashimoto Y-I, Hosokawa K, Takebayashi S, et al. Hyperbaric Oxygen Therapy as Adjuvant Treatment for Idiopathic Sudden Sensorineural Hearing Loss after Failure of Systemic Steroids. Audiol Neurootol 2017;22(1):9–14.

31.-Newman CW, Jacobson GP, Spitzer JB. Development of the Tinnitus Handicap Inventory. Arch Otolaryngol Head Neck Surg 1996;122:143-148.

32.-Cho I, Lee H-M, Choi S-W, Kong S-K, Lee I-W, Goh E-K, et al. Comparison of Two Different Treatment Protocols Using Systemic and Intratympanic Steroids with and without Hyperbaric Oxygen Therapy in Patients with Severe to Profound Idiopathic Sudden Sensorineural Hearing Loss: A Randomized Controlled Trial. Audiol Neurootol 2018;23(4):199–207.

33.-Yıldırım E, Murat Özcan K, Palalı M, Cetin MA, Ensari S, Dere H. Prognostic effect of hyperbaric oxygen therapy starting time for sudden sensorineural hearing loss. Eur Arch Otorhinolaryngol 2015;272(1):23–8.

34.-Huafeng Y, Hongqin W, Wenna Z, Yuan L, Peng X. Clinical characteristics and prognosis of elderly patients with idiopathic sudden sensorineural hearing loss. Acta Otolaryngol 2019;139(10):866–9.

35.-Wen Y-H, Chen P-R, Wu H-P. Prognostic factors of profound idiopathic sudden sensorineural hearing loss. Eur Arch Otorhinolaryngol 2014;271(6):1423–9.

36.-Choo O-S, Yang SM, Park HY, Lee JB, Jang JH, Choi SJ, et al. Differences in clinical characteristics and prognosis of sudden low- and high-frequency hearing loss. The Laryngoscope 2017;127(8):1878–84.

37.- Ricciardiello F, Abate T, Pianese A, Mesolella M, Olivia F, Farrise P, et al. Sudden sensorineural hearing loss: role of hyperbaric oxygen therapy. Translational Med Rep. 2017;1:13-16.

38.- Weaver LK. Hyperbaric oxygen therapy indications. UHMS. 2008;12:215–218.

39.- Hadanny A, Meir O, Bechor Y, Fishlev G, Bergan J, Efrati S. The safety of hyper- baric oxygen treatment—retrospective analysis in 2,334 patients. Undersea Hyperb Med. 2016;43(2):113–122

40.- Li Y. Interventions in the management of blood viscosity for idiopathic sudden sensorineural hearing loss: a meta-analysis. J Health Resand Rev. 2017;4:50-61.

41.- Li L, Ren J, Yin T, Liu W. Intratympanic dexamethasone perfusion versus injection for treatment of refractory sudden sensorineural hearing loss. Eur Arch Otorhinolaryngol. 2013; 270:861-867.

42.- Wu HP, Chou YF, Yu SH, Wang CP, Hsu CJ, Chen PR. Intratympanic steroid injections as a salvage treatment for sudden sensorineural hearing loss: a randomized, double-blind, placebo-controlled study. Otol Neurotol. 2011;32:774-779.

43.- Zhou Y, Zheng H, Zhang Q, Campione PA. Early transtympa- nic steroid injection in patients with ''poor prognosis'' idiopathic sensorineural sudden hearing loss. ORL J Otorhinolaryngol Relat Spec. 2011;73:31-37.

44.- Eryigit B, Ziylan F, Yaz F, Thomeer HGXM. The effectiveness of hyperbaric oxygen in patients with idiopathic sudden sensorineural hearing loss: a systematic review. Eur Arch Otorhinolaryngol 2018;275(12):2893-904.

45.- Siegel LG. The treatment of idiopathic sudden sensorineural hearing loss. Otolaryngol Clin N Am 1975; 8:467–73.

46.- Ceylan A, Celenk F, Kemaloğlu YK, Bayazit YA, Göksu N, Ozbilen S. Impact of prognostic factors on recovery from sudden hearing loss. J Laryngol Otol 2007; 121:1035–40.

47.- Cho CS, Choi YJ. Prognostic factors in sudden sensorineural hearing loss: a retrospective study using interaction effects. Braz J Otorhinolaryngol 2013;79(4):466-470.

48.- Edizer DT, Celebi O, Hamit B, Baki A, Yigit O. Recovery of idiopathic sudden sensorineu- ral hearing loss. J Int Adv Otol 2015;11(2):122–126

49.- Mathieu D, Marroni A, Kot J. Tenth European Consensus Conference on Hyperbaric Medicine: recommendations for accepted and non-accepted clinical indications and practice of hyperbaric oxygen treatment. Diving Hyperb Med. 2017;47:24-32.

50.- Rauch SD. Clinical practice. Idiopathic sudden sensorineu- ral hearing loss. N Engl J Med. 2008;359(8):833–840.

51.- Hara S, Kusunoki T, Honma H, Kidokoro Y, Ikeda K. Efficacy of the additional effect of hyperbaric oxygen therapy in combination of systemic steroid and prostaglandin E1 for idiopathic sudden sensorineural hearing loss. American Journal of Otolaryngology. 2020;41(2):1023-63.

52.- Bennett MH, Kertesz T, Perleth M, Yeung P, Lehm JP. Hyperbaric oxygen for idiopathic sudden sensorineural hearing loss and tinnitus. Cochrane Database Syst Rev 2012;17(10):473-9.

53.- Bennett M, Kertesz T, Yeung P. Hyperbaric oxygen therapy for idiopathic sudden sensorineural hearing loss and tinnitus: a systematic review of randomized controlled trials. J Laryngol Otol 2005;119:791–8.

54.- Topuz E, Yigit O, Cinar U, Seven H. Should hyperbaric oxygen be added to treatment in idiopathic sudden sensorineural hearing loss? Eur Arch Oto Rhino Laryngol 2003;

55.- Nakashima T, Yanagita N. Outcome of sudden deafness with and without vertigo. Laryngoscope. 1993;103(10):1145-9.

56.- Fujimura T, Suzuki H, Shiomori T, Udaka T, Mori T (2007) Hyperbaric oxygen and steroid therapy for idiopathic sudden sen- sorineural hearing loss. Eur Arch Otorhinolaryngol 264(8):861– 866.

57.- Liu S, Kang B, Lee J, Lin Y, Huang K, Liu D et al. Comparison of therapeutic results in sudden sensorineural hearing loss with/without additional hyperbaric oxygen therapy: a retrospective review of 465 audiologically controlled cases. Clin Otolaryngol 36(2):121–128

58.- Nagahara K, Fisch K, Yagi M. Perilymph oxygenation in sudden and progressive sensorineural hearing loss. Acta Otolaryngol 1983;96:57–69

59.- Yang CH, Ko MT, Peng JP, Hwang CF. Zinc in the treatment of idiopathic sudden sensorineural hearing loss. Laryngoscope. 2011;121:617-621.

60.- Yang CH, Wu RW, Hwang CF. Comparison of intratympanic steroid injection, hyperbaric oxygen and combination therapy in refractory sudden sensorineural hearing loss. Otol Neurotol. 2013;34:1411-1416.

XV ANEXOS

Anexo 1. Productos

Este trabajo de investigación generará un artículo científico que será publicado en una revista indexada.

Anexo 2. Aspectos éticos

El protocolo fue sometido a evaluación y dictamen por el Comité de Ética en Investigación del Centro de Investigación y Docencia en Ciencias de la Salud de la Universidad Autónoma de Sinaloa para aprobación, con el fin de salvaguardar la dignidad, derechos y seguridad de los involucrados.

La declaración de Helsinki de la asociación médica mundial establece los principios éticos para investigaciones médicas en seres humanos, esta declaración es utilizada y aceptada mundialmente. Los principios establecidos en esta declaración son que el médico debe promover y velar por la salud, bienestar y derechos de los pacientes, incluidos los que participan en investigación médica. Se debe de entender que el propósito principal de la investigación médica en seres humanos es comprender las causas, evolución y efectos de las enfermedades y mejorar las intervenciones preventivas, diagnósticas y terapéuticas. Toda investigación médica debe de estar sujeta a normas éticas que sirven para promover y asegurar el respeto a todos los seres humanos y para proteger su salud y sus derechos individuales. Siempre se debe de describir y justificar el proyecto y método de estudio en un protocolo de investigación. Los protocolos de investigación deben enviarse a un comité de ética antes de iniciar el estudio para consideración, comentario, consejo y aprobación. Se debe de resguardar la intimidad y confidencialidad de la información personal de las personas participantes en la investigación.

Dentro del Reglamento de la ley general de salud en materia de investigación para la salud, se encuentran establecidos los parámetros bajo los que se debe de establecer una investigación médica. Según el artículo 3ro la investigación para la salud comprende el desarrollo de acciones que contribuyan al conocimiento de los procesos biológicos y psicológicos en los seres humanos, conocimiento de los procesos biológicos y psicológicos en los seres humanos, conocimiento de los vínculos entre las causas de enfermedad, la práctica médica y la estructura social, prevención y control de los problemas de salud, conocimiento y evaluación de los efectos nocivos del ambiente en la salud. En el artículo 13 se establece que las investigaciones en donde el ser humano sea sujeto de estudio, se debe respetar su dignidad y proteger su bienestar y derechos humanos. El articulo 16 dicta que se debe de proteger la privacidad del individuo sujeto de investigación.

Bajo el cumplimiento de estos estatutos en esta investigación se busca salvaguardar la integridad, dignidad, bienestar y protección de derechos de los participantes.

Impacto en la población que participa en la investigación

La incidencia en Estados Unidos de hipoacusia súbita idiopática es de 5-20 por cada 100, 000 habitantes y un total de 66, 000 casos anualmente. La cifra exacta en la población mexicana sigue siendo desconocida. Es por ello que el presente estudio se enfocará en abordar en la investigación de dicha patología en México.

Este trabajo permitirá mostrar la eficacia de la terapia con oxígeno hiperbárico como tratamiento de rescate para el retorno de la audición; debido a que dicha enfermedad ocasiona seria morbilidad en el paciente que lo padece; conlleva discapacidad del individuo ante sus actividades de la vida diaria y compromete su calidad de vida, al impedir una adecuada interacción social y comunicación, problema que se extiende tanto a corto como a largo plazo. Con la finalidad de mejorar el pronóstico de recuperación auditiva y evadir toda posibilidad de daño crónico e incapacidad a largo plazo.

Pertinencia científica en el diseño y conducción del estudio

Es imprescindible la correcta identificación de dicha urgencia y su tratamiento oportuno dentro de los primeros días de inicio de los síntomas, sin embargo, cuando ya han transcurrido más de dos semanas, las posibilidades para recuperar la audición disminuyen y las opciones terapéuticas son limitadas. Una opción innovadora para el tratamiento de rescate es la terapia con oxígeno hiperbárico, la cuál ha demostrado obtener beneficios en el retorno absoluto de la audición de 5 a 12 dB, sin embargo, la dosificación y frecuencia continúa en proceso de estandarización. Es por este motivo, que la presente investigación se enfoca en la comparativa auditiva antes y después del tratamiento, y contribuirá en la evidencia de la eficacia de esta terapia. Sin embargo el presente estudio tiene sus limitaciones, ya que el diseño ideal para comprobar la eficacia de un tratamiento es realizar estudios retrospectivo como sería el ensayo clínico.

Nivel de riesgo

Nivel I. Investigación sin riesgo: Se trata de un estudio retrospectivo que empleará únicamente recolección de datos y revisión de expedientes clínicos. No se realizará intervención o modificación intencionada en las variables fisiológicas, psicológicas y sociales de los individuos del estudio.

Beneficios y riesgos

En este estudio de incluye pacientes con hipoacusia súbita idiopática, sometidos a tratamiento de rescate con sesiones de terapia con oxígeno hiperbárico durante el periodo de Marzo 2020 a julio 2023, atendidos en el Hospital Civil de Culiacán, sin importar su nivel socioeconómico o demografía, con fin de contribuír a la restauración de sus capacidades auditivas, por ende mejoras en sus relaciones sociales, habilidades de comunicación, convivencia y calidad de vida en general. También con la finalidad e promover la salud y nueva evidencia al área y que contribuya a futuras investigaciones.

Riesgos de la investigación referentes al manejo de la información del expediente electrónico, para lo cual se tomarán todas las medidas necesarias para salvaguardar los datos personales de los involucrados.

Población vulnerable

En este estudio no se incluyó población vulnerable por tratarse de un estudio retrospectivo con revisión de expedientes clínicos.

Confidencialidad

Como se estipula en la Ley General de salud, de acuerdo al Artículo 16 en las investigaciones en seres humanos se protegerá la privacidad del individuo sujeto de investigación. Los datos personales se resguardaron en una base de datos elaborada en Excel, a la cual solo tenía acceso el investigador principal. No se difundieron datos personales al momento de realizar la publicación de los resultados obtenidos.

Conflicto de interés

No existe conflicto de interés.
No están involucrados intereses económicos ni de otro tipo que represente beneficio para el investigador ni la institución al realizar este estudio.

Anexo3. Formato de consentimiento informado con sellos institucionales: No aplica.

XVI SIGLAS Y ABREVIACIONES

Abreviación	Significado
ATA	Atmósferas absolutas
dB	Decibeles
DE	Desviación estándar
HBO	Oxígeno hiperbárico
Hz	Hertz
IC	Intervalo de confianza
IT	Intratimpánico
min.	Minutos
n	Número de pacientes
PTA	Promedio de tonos puros
Sig.	Significancia
SSNHL	Sudden Sensorineural Hearing Loss
UHMS	Underseas and Hyperbaric Medical Society
WRS	Word recognition score

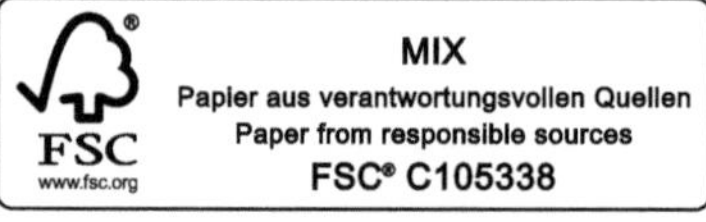

Printed by Books on Demand GmbH, Norderstedt / Germany